ストレスマネジメントで
めまい・耳鳴り・難聴を自分で治す本

JCHO東京新宿メディカルセンター
耳鼻咽喉科診療部長
石井正則

二見書房

はじめに

社会の変化は、かつては10年ひと昔と言われていましたが、いまでは、5年ひと昔、いいえ、3年ひと昔かもしれません。けっして大げさではなく、スマホも5年前の製品と比べても、3年前の製品と比べても、比較ができないくらい進化しています。

IT（情報技術）の進歩、AI（人工知能）の活用、通信環境の革命が、国際的な規模で、しかも同時進行に、そして激しく変化をしています。その変化に置いてけぼりにならないように皆が必死になっています。

社会環境も激変しています。少子高齢化も正確に言えば、「少子超高齢化」が正しいですし、それにともない、社会保障も大きな変革が必須となってきています。

そのなかでも、すべての仕事場で働き方改革をすべきといわれているのですが、職場や人によっては、かえって管理職の負担増加、仕事の遅延、会社の減収、減益、業績低下、異動、退職などを招き、働き方改悪になってしまうことがあるのです。

地球温暖化も大きな問題です。超大型台風の多発、長期間にわたる灼熱のような暑い環境の出現、大規模な森林火災、たび重なる大洪水の被害など、地球規模で深刻化しています。

そのような社会的な問題だけではなく、自分を取り巻く環境、たとえば出産、育児、子供の教育、就職、転職、借金、引っ越し、結婚、離婚、夫婦・兄弟・姉妹のいざこざ、介護など、個人にとってもいくつもの問題となります。

これらはすべて人々に不安を引き起こします。不安は大きなストレスになります。ストレスは、脳に不快な緊張を起こします。これは、脳内にある自律神経のネットワークを興奮させます。

専門的に「中枢性自律神経ネットワーク（Central Autonomic Network）」といいます。略してＣＡＮと呼ばれています。おもに大脳辺縁系という感情と記憶に関係するネットワークです。前頭前野がその興奮を抑えます。

ところがストレス過多により、このＣＡＮが興奮しすぎると、交感神経系の異常興奮が起こります。そして、体のいくつもの部位に負担をかけるのです。

その負担が過度になったとき、心臓に起これば狭心症発作、気管に起これば喘息発作、皮膚に起これば蕁麻疹、消化管に起これば過敏性腸症候群……、ありとあらゆる部位に病気の発症のあと押しをします。

内耳も例外ではありません。ストレスがたまり、心と体の癒されない状態が続くと、突然に聞こえが悪くなることがあります。「突発性難聴」です。ストレスが解除できず、何度も耳鳴りと難聴がひどくなり、めまい発作に襲われる「メニエール病」もストレス過多が出発点です。

ここでは原因不明のメニエール病の発症を「シモヤケ理論」で説明しています。それは、脳にあるこのCANのオーバーヒートから交感神経の異常興奮が起こり、その結果、シモヤケに見られるようなメカニズムで、内耳にある毛細血管の透過性亢進（血液中の水分や成分がまわりの組織に移ること）が起こるという理論です。シモヤケ理論は、予防と治療に役立つ理論と考えています。

さて、最近の精神医学や臨床心理学では、ストレスに強いとか弱いという考え方はしなくなってきました。人間の心はつねに風船のように膨らんでいます。

ところが、ストレスがのしかかるとそれによって風船がなかへ押し込まれます。押し込まれても、ストレス対策をすると、跳ね返そうとする力がでてきます。このもとに戻ることを弾性力（レジリエンス）といいます。

うつ病はたび重なるストレスで跳ね返す力をなくし、風船がしぼんだ状態なのです。ですから、うつ病を避けるためにもストレスマネジメントはとても重要になります。

脳内のCANをクールダウンするストレスマネジメントは、病気の予防だけではなく、症状の進行を抑制することにも役立ちます。

この本では、耳鳴り、めまい、難聴などの数多くの病気を理解するうえで、できるだけわかりやすくこれらの病気をまとめました。そして、ストレスマネジメントにどのように対処したらよいのかも具体的に数多く記しました。

すべてを取り入れる必要はありません。どれか自分でできそうな内容を実践し、少しでも皆さんのストレスマネジメントとして役立てていただければと思います。そうすれば、このストレス社会を生き抜くうえで、いくつかの方策が得られるかもしれません。

この本は依頼を受けてから、診療や手術のあとや、朝早くや、週末に一気に書き上げました。こうして出版までこぎ着けたのは、二見書房編集部の小川郁也さんのお陰です。この場をお借りして感謝いたします。

ＪＣＨＯ東京新宿メディカルセンター耳鼻咽喉科・診療部長
石井正則

目次

ストレスマネジメントで めまい・耳鳴り・難聴を自分で治す本

第2章 急増する耳鳴り・難聴の最新事情

第3章 めまいのさまざまな症状と対処法

第4章 自律神経の乱れとストレスの解消法

1

ストレスがめまい・耳鳴りの原因だった

20〜50代でめまい・耳鳴りの患者が急増している原因とは？

この10年で患者の年齢層が変わってきた

年をとると、だんだん耳が遠くなっていきます。

一般に10代の人間が聞きとれる音の高さは（周波数）は、20ヘルツから2万ヘルツといわれています。20代から耳の老化は始まり、2万ヘルツのような高い音（モスキート音。いわゆる蚊が飛び回るような音です）が、年を重ねるにつれて聞こえなくなっていきます。60代になると、個人差はありますが半分以下の1万ヘルツ未満しか聞こえなくなります。

50代以降でも、人によってはそれがさらに進むと、いわゆる「加齢性難聴」になって、補聴器のお世話になったりします。

昔は難聴といえば、このような年齢相応の患者さんがほとんどでした。日本は超高齢社会ですから、耳の不調に悩む人が増えても不思議ではありません。

ところが増えているのは超高齢の患者さんだけではないのです。ここ10年ほどで、訪れる患者さんの年齢層が大きく変わってきました。

とくに最近は、20代後半から50代の働き盛りの患者さんが増えているのです。そして男性よりも女性が増えています。なかでも30〜40代前後の働く女性の患者さんが増えていることを実感します。

一方、低年齢層にも広がっていて、いじめや虐待、受験時期の子どもの患者さんも増えてきました。10年以上前にはほとんど考えられなかったことです。

患者さんたちから話を聞くと、さまざまなストレスを抱えていることがわかりました。

今の日本はストレス社会です。

２０００年代に入ってからは、パソコン・携帯電話・スマートフォンなどがいっきに広まりました。職場も家庭もＯＡ化、ＩＴ化が急速に進みました。

仕事などが効率化された一方で、急速な環境の変化になじめない人も増えてきています。一日じゅうパソコンの画面を見つづけるような仕事をしている人も、いまや珍しくはありません。

働く環境が変わっただけではありません。デジタル化が進むなかで、省力化・効率化を求められ、時間管理やマネジメントもどんどん厳しくなり複雑化しています。

急激な勢いで働き方が大きく変わってきたことにより、それにあわせて心身とも対応していかなければなりません。

ところが、人間の心と体は環境の急速な変化になかなか対応できません。

まわりの環境と自分の心身のずれはストレスとなり、徐々に蓄積されていきます。そして、「もうこれ以上我慢できません」と体が悲鳴をあげたとき、症状としてあらわれるのが「めまい、耳鳴り、難聴」なのです。

ストレスは自律神経を乱し、耳にも影響する

体のストレス（睡眠不足や疲労の蓄積）と、心のストレス（精神的に緊張した生活）は、自律神経の機能を低下させ、それによって「めまい、耳鳴り、難聴」が生じることがあるのです。

「自律神経」という言葉はよく耳にすると思いますが、どういう働きをしているかご存じでしょうか？

簡単にいうと、血液の循環、呼吸や消化、発汗と体温調節、内分泌機能や生殖機能など、生命を維持するのに必要な機能を調整している神経です。私たちの意志とは関係なく働いています。

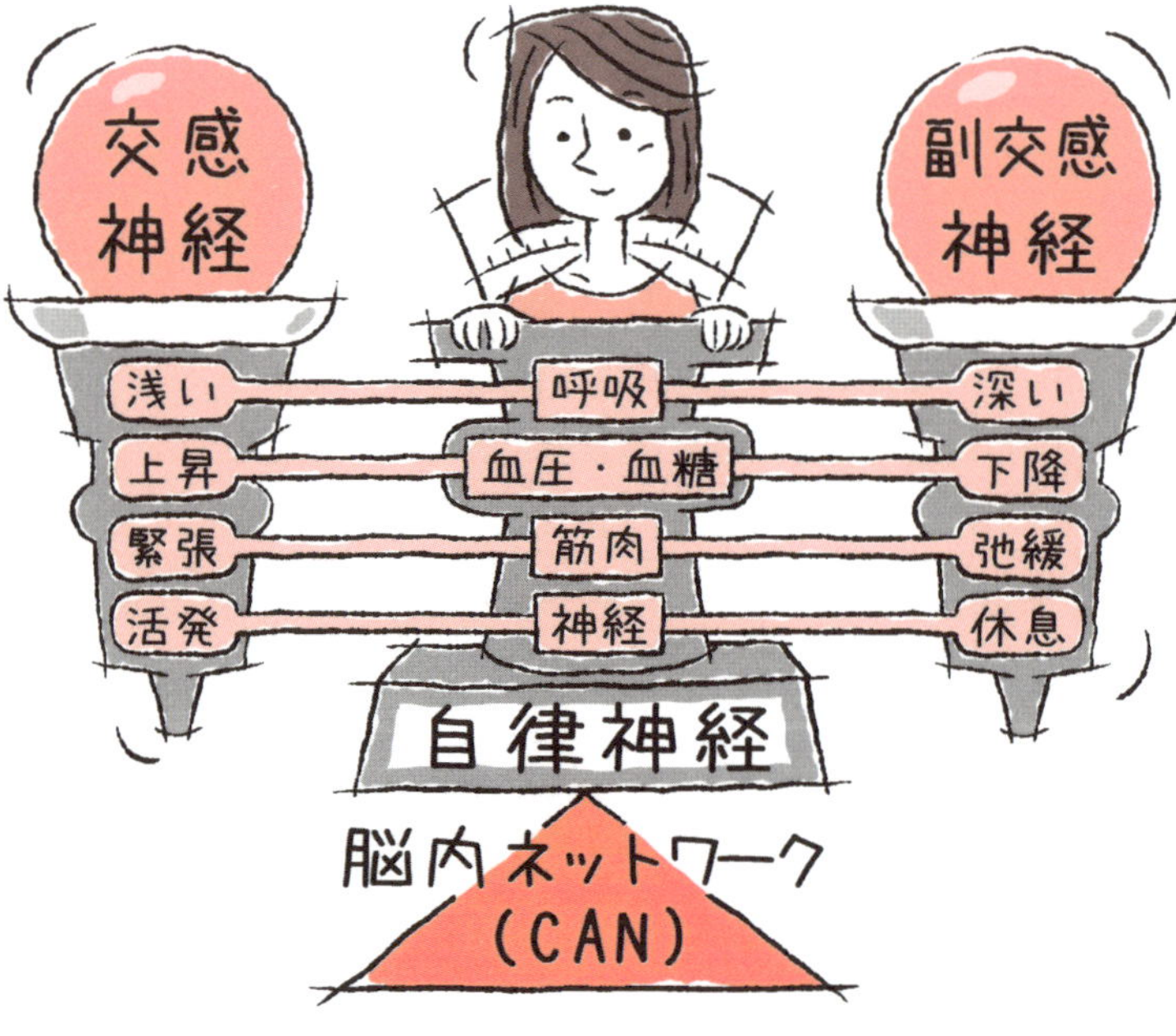

自律神経には「交感神経」と「副交感神経」があって、この2つの神経がシーソーのようにバランスよく働くことで私たちの心と体は健康を保てるようになっています。

昼間活動している時間帯は交感神経が、夜に寝ている時間帯やリラックス時には副交感神経が優位になるといわれています。

交感神経が優位な場合、呼吸は浅く血管が収縮して血圧が上昇し、筋肉が緊張して神経が活発になります。

副交感神経が優位な場合は、血管が広がって血圧が低下し、筋肉もリラックスし穏やかな精神状態になります。

心身のバランスを保つためには、この交感神経と副交感神経が必要に応じてスムーズに切り替わなければなりません。

脳のなかには、自律神経を調節するネットワークがあります。中枢性自律神経ネットワークといいます。英語の頭文字をとってCANと呼ばれています。脳で不快と思うとCANは交感神経を興奮させます。これがストレス反応です。この状態を鎮《しず》めるのが副交感神経です。

ところが、このCANのバランスが乱れて本来の機能が落ちてしまうことがあります。その最大の要因は「寝不足」「疲れ」「ストレス」です。

この3つにはお互いに影響しあっています。次ページの表のようなサイクルで悪循環がくり返されていくのです。

自律神経が乱れるとさまざまな不調が出てくるのですが、人によっては耳に症状が出ます。それが、「めまい、耳鳴り、難聴」というわけです。

私が調べたところでは、「めまい、耳鳴り、難聴」の患者さんの9割以上は自律神経が乱れています。

自律神経の不調は、自律神経失調症、さらに不安神経症（不安障害やパニック障害）、うつ病などを引き起こすこともあります。

そうなる前に症状の改善をはかることが大切なのです。

●ストレスの悪循環

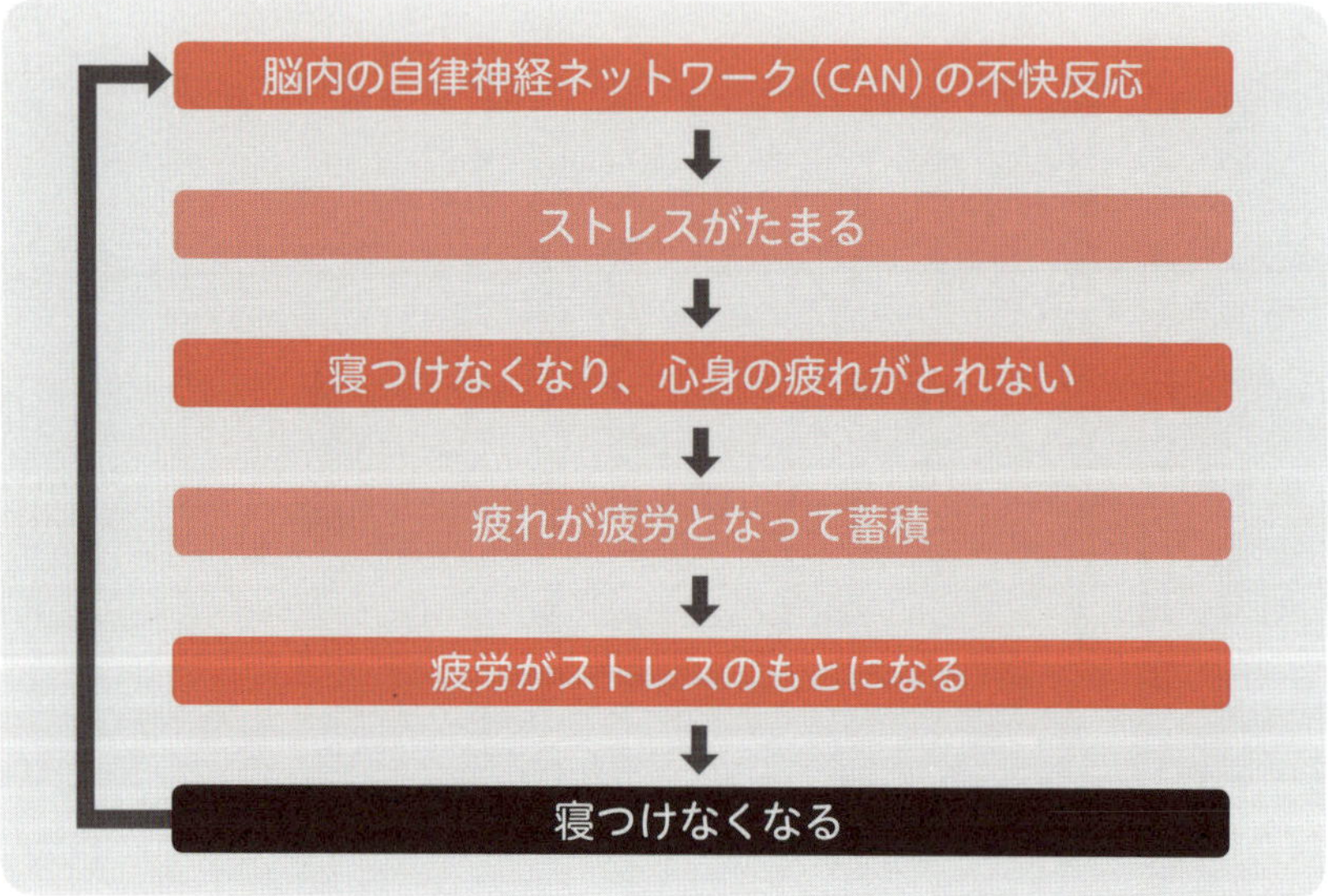

脳内の自律神経ネットワーク（CAN）の不快反応
ストレスがたまる
寝つけなくなり、心身の疲れがとれない
疲れが疲労となって蓄積
疲労がストレスのもとになる
寝つけなくなる

耳鳴りは難聴の有無で2タイプに分けられます

「難聴のあるタイプ」と「難聴のないタイプ」

耳に不調があらわれたとき、まずは難聴があるかどうかを調べます。耳鳴りについて簡単に説明すると、慢性の耳鳴りは大きく分けると「難聴のあるタイプ」と「難聴のないタイプ」があります。

難聴とは、ご説明するまでもなく「人の話し声や物音が聞こえにくく聴力に障害がある状態」のことをいいます。

慢性の耳鳴りを訴える人の90パーセント以上は難聴をともなっています。つまり、音が聞こえにくくなることで脳が緊張して耳鳴りが生じている状態で、「難聴性耳鳴《じめい》」と呼ばれます。聞こえない音域に応じて「難聴性耳鳴」はジー、キーン、ピーなどセミの鳴く音や金属音や電子音のような音が聞こえます。

年齢とともに難聴になるので、中年以降の耳鳴りのほとんどは「難聴性耳鳴」といえます。

残りのおよそ10パーセントの人は、難聴がないのに耳鳴りがする「無難聴性耳鳴」です。**「無難聴性耳鳴」というのは、音は聞こえているのに耳鳴りがするという状態です。**

先ほど、20～40代の女性の患者さんが増えているというお話をしましたが、この年代で加齢性難聴になることはなく、患者さんのほとんどはこの「無難聴性耳鳴」です。

「無難聴性耳鳴」の原因はくわしく解明されていないのですが、ストレスが大きく関与していることがわかっています。

実際に私が診察した無難聴性耳鳴の患者さんの例をご紹介しましょう。

ストレスから無難聴性耳鳴になった31歳の女性Mさん

Mさんは「耳鳴りがうるさくてがまんできない」ということで悩んでいました。

1カ月ほど前から「シー」という耳鳴りが聞こえはじめて、ときには「ボー」や「ゴー」という低い耳鳴りも聞こえるといいます。その耳鳴りは両方の耳から聞こえるけれど、今は右耳のほうが大きく聞こえているということでした。

まず聴力検査をおこなったのですが、難聴はありませんでした。

そこで次に、不安感を推し測る検査（ＳＴＡＩ検査）や睡眠障害を推定する検査（ピッツバーグ睡眠検査）をおこなってみました。すると、異常に高い値を示したのです。

さらに、脳波と自律神経の乱れを測る検査をしてみたところ、思ったとおり脳は異常に興奮し、自律神経もとても不安定で異常に高い数値がでました。

Mさんに話を聞いてみると「なかなか寝つけないし、やっと眠っても途中で目が覚めてしまう」といいます。

Mさんはなぜ眠れなくなってしまったのでしょう？

Mさんは事務の仕事をしています。半年前に上司が代わったことからストレスがたまるようになったのだそうです。

その上司が特定の社員をえこひいきしたり、Mさんのやることすべてに文句をつけ、業務の用件にきちんと返事をしてくれなかったりするので、イライラや不満がつのり、だんだん眠れなくなっていったといいます。

Mさんは耳に病気があるわけではなく難聴もないのに耳鳴りがするのは、このストレスが原因だったのです。

Mさんは、「たくさんのストレスがたまる」↓「ストレスを体で処理しきれなくなる」↓「眠れなくなる」↓「睡眠障害から自律神経失調症になる」↓「体調が悪いことがストレスになる」というような悪循環に陥ってしまいました。

こうなると、ストレスは癒やされることがなく、どんどん負の連鎖となっていき、そこから抜け出せなくなります。

そして、そうした悪循環をくり返している間、脳内の自律神経ネットワーク（CAN）は興奮した状態になり、脳のなかの聴覚ネットワークも興奮してしまいます。そのせいで音に過敏に反応してしまうようになり、耳鳴りを起こしてしまうのです。

難聴性耳鳴もストレスと無関係ではありません

この事例のように、「無難聴性耳鳴」はストレスが原因のことがほとんどですが、「難聴性耳鳴」はストレスと無関係というわけではありません。

難聴性耳鳴で強い耳鳴りのある人を診察してみると、やはりほとんどの場合、大きなストレスを抱えていることがわかります。

つまり、慢性の耳鳴りの多くは、難聴があってもなくてもストレスがかかわっているのです。

私はこういった、ストレスが引き起こす耳鳴りのことを「ストレス関連の耳鳴り」と呼んでいます。

ストレス関連の耳鳴りが若い世代に急増している背景には、日々の生活のなかで過度のストレスをためこんでいるせいだと考えています。

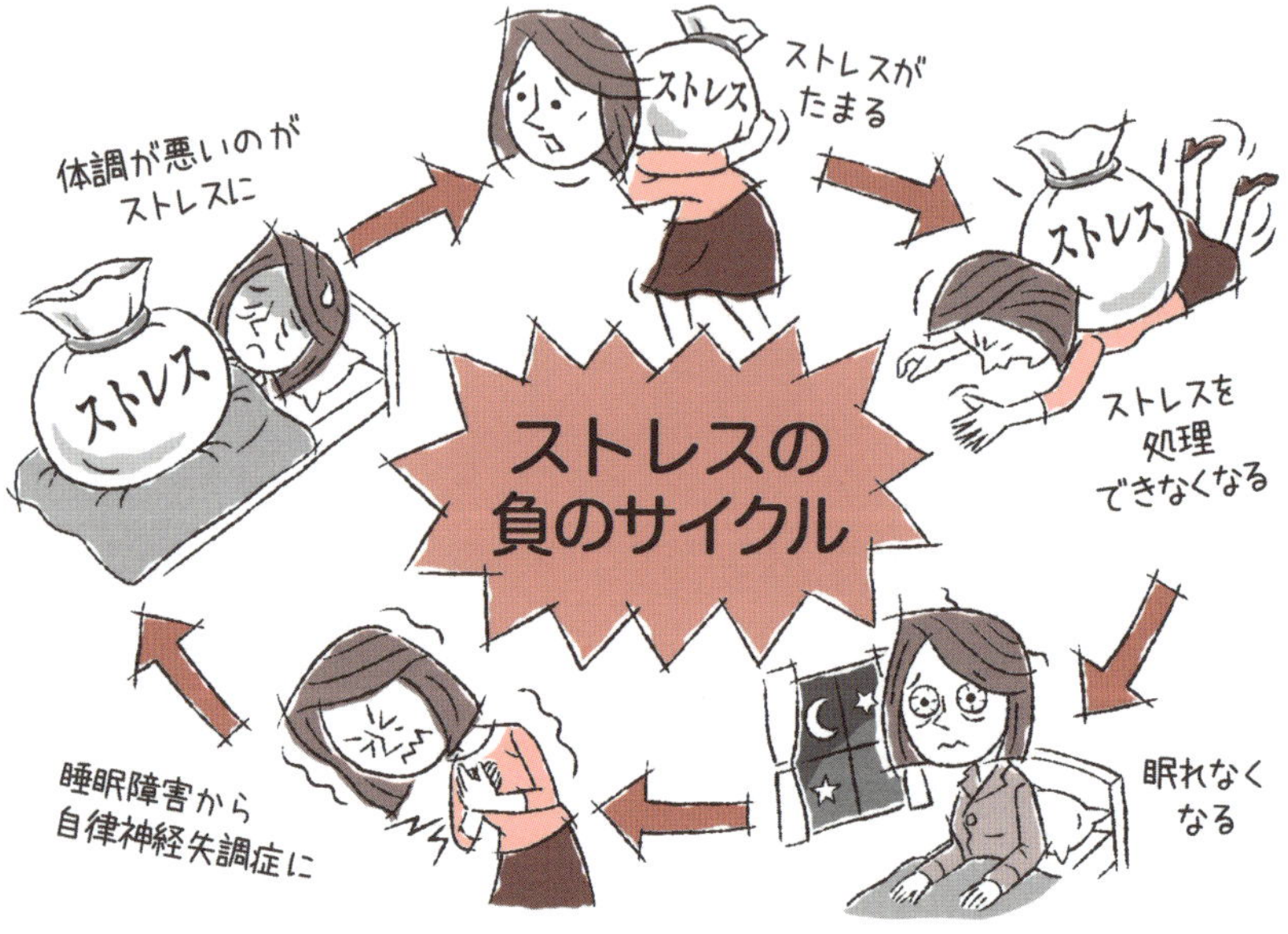
ストレスの負のサイクル
ストレスがたまる
ストレス
ストレスを処理できなくなる
眠れなくなる
睡眠障害から自律神経失調症に
体調が悪いのがストレスに

仕事以外にもストレスの原因はさまざまです

とくに女性はストレスに直面することが多い

ストレスの原因は仕事によってさまざまです。仕事をしている人にとっては、貿易摩擦、長引く不況や過剰な業務をはじめ、数字ばかり重視する成果至上主義などもストレスの原因になっていることでしょう。

また、大災害もストレスの原因になります。近年は大地震や大水害、火山噴火などがたびたび発生し、全国のいろいろなところで避難所暮らしを余儀なくされる人が出ました。

避難所生活では食事も運動も、趣味も自由に楽しむことができず、心身にストレスがたまります。

地震の場合は、実際は揺れていないのに揺れているように感じ、ふらつきのようなめまいが生じる「地震後めまい症候群」（一般的には「地震酔い」ともいいます）を引き起こすこともあります。

30～40代前後の働く女性の患者さんが増えているといいましたが、それはその年代の女性がとくに多くのストレスを抱えがちだからだといえます。

たとえば、責任のある役職についたことで休みがとれなくなったり、不本意な人事で望まない部署に異動になったり、上司や同僚など職場の人間関係がうまくいかなくなったりと、仕事でのストレスがたまっているというケースがかなりあります。

もちろん家庭に入っている女性にもストレスはたまります。子どもの教育や両親の介護などがストレスの原因になっていることもあります。

また、仕事を辞めたり、育児休業をとったりして育児をしている女性は、子育ての疲れや、社会復帰への不安などがストレスの原因になっていることもあります。

実際に私が診察した患者さんたちも大きなストレスを抱えていました。

ここでいくつか実例を紹介してみたいと思います。

「メニエール病」になった40代後半の女性Kさん

いつものように仕事をしていたKさんは、突然、激しい難聴とめまいに襲われました。左耳が、気圧が下がったときのような膜が張った感じになり、音も聞こえにくくなったといいます。自分や周囲が回っているようなめまいとともに吐き気が起こり、少し動こうとした瞬間、嘔吐をくり返しました。

それを見た同僚が救急車を呼び、近くの脳神経外科の急患室へ運び込まれました。

Kさん自身も脳に異常が起きたと思ったそうですが、脳のCTスキャンでは異常なし。めまい止めの点滴をしたところ、数時間で吐き気もめまいもおさまったので帰宅したそうです。

そのとき医師に「なるべく早く耳鼻咽喉科を受診するように」といわれたそうですが、症状がよくなったので、そのまま仕事を続けていたといいます。

しかし数日後、また職場でめまいが起こりました。以前より軽いめまいだったそうですが、怖くなったということで、私が診察することになりました。

いくつかの検査をした結果、「メニエール病」と診断しました。

メニエール病についてはあとの章でくわしく説明しますが、めまいや耳鳴りを引き起こす病気で、ストレスが原因になっていることが多いということがよく知られています。

話を聞いてみると、Kさんは一人息子をもつシングルマザー。息子さんは大学を卒業したそうですが、職についてもすぐに辞めてしまい、その後ずっと家に引きこもっているとのことでした。

また、70代の両親と同居していて、父親は認知症、母親も認知症の前兆があるとのことで、近い将来、両親の介護をしなければいけないかもしれないという不安が重くのしかかっていました。

さらに、職場では仕事の量がどんどん増えていて、責任のある役職についているので手を抜くことはできないとのことでした。

Kさんは、仕事も家のことも「ぜんぶ自分がやらなければ」とがんばりすぎているように見えました。

私が診察して検査したときには、自律神経の機能が疲れていて、睡眠障害もありました。ストレスが非常にたまっている状態だったのです。

そこで私は、めまいの前兆（耳閉感やフラつき感など）があったときや、吐き気が起きたときに効果のある薬を処方しました（94ページ参照）。

それとともに「仕事も家のことも自分ひとりで抱え込まずに、人にふって自分の負担を減らすこと」「可能な限り時間をつくって運動習慣をつけること」など、こまかい生活指導をしました。

その後、めまいはなくなりました。それは、薬の効果だけではなく、ストレスをためないように自分で心がけるようになったことも大きな効果になっているのです。

「突発性難聴」になった50代前半の男性Sさん

Sさんは、ある朝、起きたときから、左耳にセミが何十匹も鳴いているような「ジー」という音が聞こえるようになったといいます。

しばらくしたら治まるだろうと思っていたそうですが、会社に行っても消えることはなく、電話で話そうとすると相手の声が小さく、遠くに聞こえたのだそうです。そしてその相手の声は、ビリビリと割れていて、安いスピーカーの音量を上げたような二重の音に聞こえたといいます。

Sさんはすぐに耳鼻咽喉科を受診し、検査の結果、「突発性難聴」と診断されました。中程度の聴力障害でした。

突発性難聴の原因はくわしくは解明されていないのですが、Sさんは、耳鳴りが起こる前、仕事で大きなストレスを感じていたといいます。

Sさんは、部長になったことで、それまでに増して仕事が忙しくなり、帰宅時間も遅くなっていたそうです。連日のように会議や接待が続き、取引先とのやりとりなども想像以上に増えて、神経が休まることがなかったといいます。

そんな生活ですから、運動不足で、肥満ぎみでした。さらに肩や首のこりがひどく、整体院でも肩こりのひどさを指摘されるほどだったといいます。

Sさん自身もストレスを感じ始めていたそうですが、重要な案件が片づいた翌日に突然、耳の異常が起きたのです。

Sさんには、代謝や血液の循環をよくする薬などを処方し、「お酒をやめてたっぷり睡眠をとるように」とアドバイスしました。

約1週間で日常生活に問題ないほどに回復しました。その後1カ月ほど薬を飲み続けてもらったところ、ほぼ左右差のない聴力を取り戻すことができました。

やっと「PPD」とわかった30代後半の女性Tさん

ある日の朝、起きようとしたところ、天と地がひっくり返るような、ぐるぐる回っているような激しいめまいが起きたといいます。

少しでも動こうとすると、また激しく回るようなめまいが起き、気分も悪くなって吐き気も出てきました。そんな様子を見た家族が心配して救急車を呼んだそうです。

運ばれた救急病院には耳鼻咽喉科がなかったので脳神経外科で急いで脳のCTを撮りましたが、何も異常はなかったといいます。そのため、担当医から「まだめまいが続くようなら耳鼻咽喉科を受診するように」といわれ、帰宅したそうです。

ところが、寝ようとしたり、起きようとし

たりするとまた激しく回るようなめまいが起きました。吐き気は少し落ち着いたそうですが、翌日も、その翌日も続くため、近くの耳鼻咽喉科を受診したそうです。

いろいろな検査のあと、告げられた病名は、「良性発作性頭位めまい症」でした。医師からは「1～2週間で治る」といわれ、頭を特定の方向で動かす方法を指導されました。

ところが、1週間たっても、2週間たっても、めまい感は消えませんでした。

不安になって別の耳鼻咽喉科を受診したそうですが診断は同じ病名で、そこでも「長くてもあと1～2カ月でめまい感は消える」といわれたそうです。

ところが3カ月を過ぎてもフワフワしためまい感（浮動感といいます）を感じ、振り向いたり、台所で下を向いて洗い物をしたりするとフラつく感じがしたそうです。もっともフラつくのはラッシュアワーの駅のホームだったそうで、人混みを歩くのもとてもつらかったそうです。

Tさんは、仕事も休みがちになり、不安がますます高まって、ついに大学病院の耳鼻咽喉科を受診しました。

すると今度は「心因性めまい」と診断され、精神科を受診することになり、そこで「身体表現性障害」と診断されたそうです。

ところが、その診断では納得がいかなかったTさんは、私のもとを訪れました。すでにそのときには、発症してから半年以上が経っていました。

私の診断は「PPPD（持続的知覚性視覚誘発めまい）」でした。PPPDは心因性めまいの新分類で、立っているときに動いたり、視覚から刺激を受けたりすると症状が悪化するめまいです。

そこで、軽い抗うつ薬を飲んでもらい、仕事は休んでもらいました。その後、3カ月で症状はなくなり、復職することができました。

Tさんは、どうしてこんなめまいに襲われるようになってしまったのでしょう？

話を聞いてみると、初めてめまいが起きたとき、長い間の仕事のストレスが蓄積し、疲れ切っていたそうです。

やはりストレスがめまいのあと押しをしていたのです。

ここまで大人の例を紹介しましたが、子どもも例外ではありません。

子どもの場合は、学校のいじめや、受験が大きなストレスになりがちです。また、塾通いのために、部活や趣味、習い事などをやめなければならなくなり、それがストレスの原因になることもあるようです。

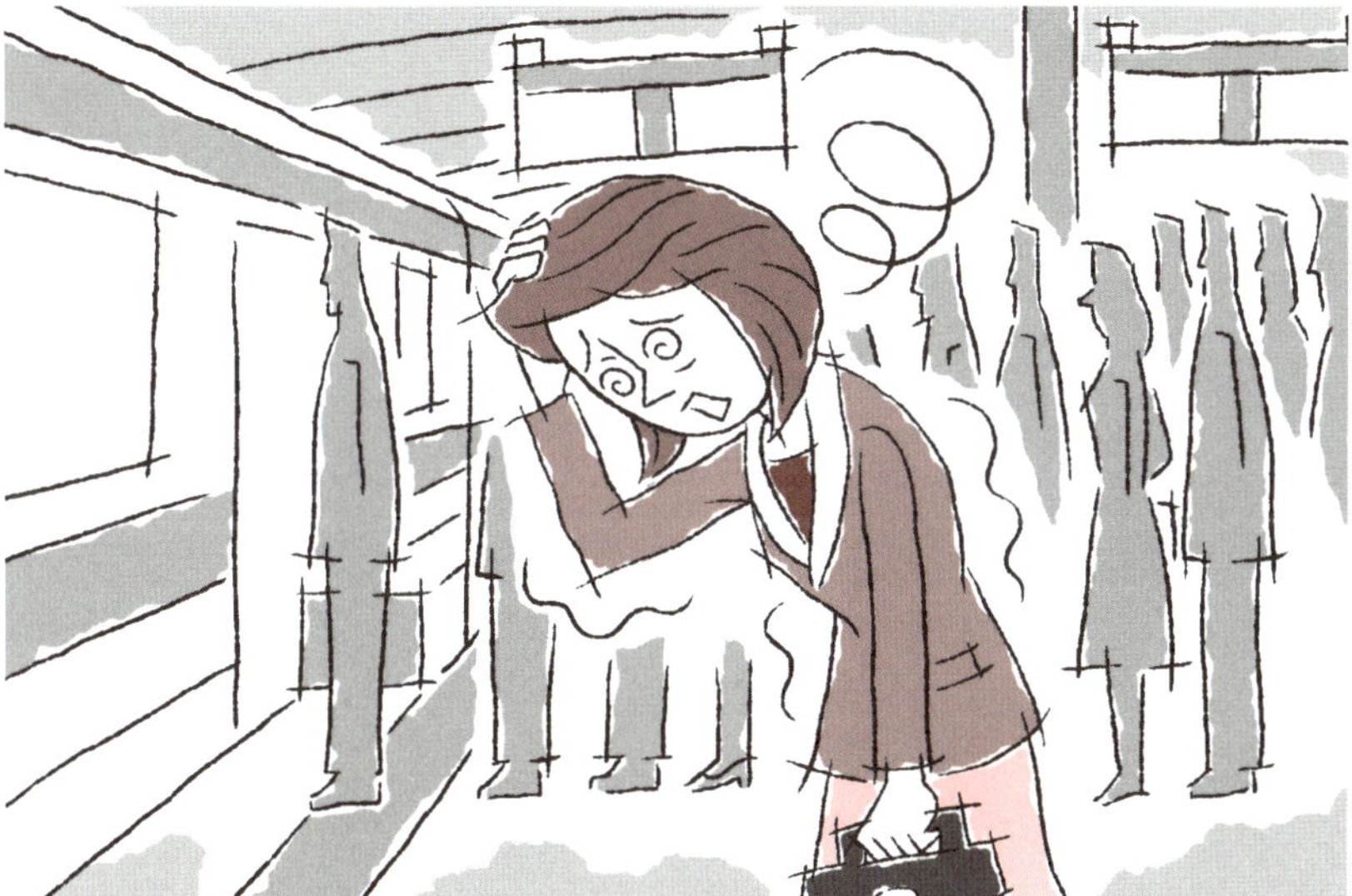

自分の体験からストレスに注目するようになる

突然、両腕が神経麻痺になって動かなくなった

私は、「めまい、耳鳴り、難聴」の治療には、薬よりも、まず自律神経に悪影響を与えているストレスを探り、解消・軽減することが重要だと考えています。

そう考えるようになったのは、私自身の体験があるからです。

２００５年、私は病院の耳鼻咽喉科で多忙を極めていたのですが、過労や寝不足、さらにハプニングも重なったせいで、突然、両腕が動かなくなってしまいました。神経麻痺になってしまい、まったく手が上がらず、食事にも苦労しました。そんな状況なのに、ギプスで固定すると指先は使えるので、がまんして仕事を続けていたのです。

すぐによくなるといわれていたので、毎日、リハビリとして通電療法だけを受けていたのですが、なかなかよくなりませんでした。

そんな状況のまま3カ月たったころ、ギプスをはずしてみると、腕はやせ細り、骨と皮だけになっていました。

大慌てで整形外科のドクターに診てもらったところ、「これはもう無理。神経が死んでいる」「もう医者はできない」「医者はやめたほうがいい」とまでいわれてしまったのです。

私は大きなショックを受けました。すると

恩師が入院をすすめてくれて、リハビリも充実し、心理面のケアもしてもらえる病院に緊急入院することになりました。

それでもなかなか治りませんでした。そんなときリハビリ担当の先生からヨガをすすめられたのです。

私は「ヨガなんかで治るわけがない」と思っていたので抵抗がありましたが、もう他にやれることがなかったので、やってみることにしたのです。

するとある日、ヨガが終わったあとです。突然、左手がほんの少しだけ動いたのです。神経が死んでいるとまでいわれていたので、病室の床に伏して、しばらく号泣している自分がいました。

その後はヨガによるリハビリに積極的に取り組み、発症からおよそ9カ月で両腕の機能が完全に回復しました。肉体的にも精神的にもとても元気になったのです。

自律神経が乱れると血流が悪くなる

私は耳に不調が現れたわけではありませんが、この体験以来、ヨガが治療に応用できるのではないかと考えるようになりました。

めまい、耳鳴り、難聴はまだ治療方法が充分に確立しているわけではありませんが、ストレス過多から自律神経のバランスが崩れ、脳が疲れた結果、症状が増悪《ぞうあく》することがわかっています。症状を軽減するには、まずはストレスを解消することが大切です。ヨガは脳をリラックスさせ、疲れにくくすることができると実感し、治療にも有効だと思ったのです。

心身が元気になれば、めまい、耳鳴り、難聴は気にならなくなります。

たとえば耳鳴りは、多くの場合、難聴が出発点で耳鳴りが起きます。

ところがストレスがたまりすぎると脳内の自律神経が緊張してきます。とくに交感神経が興奮しすぎるため、肩こりや首こり、頭痛が起きてきます。これに呼応するかのように耳鳴りが強くなる人がいます。ストレスにより、脳が疲れてくるからです。

こうして「ストレスの悪循環」（20ページ）がはじまります。

そして脳が興奮して感度が上がりすぎ、耳鳴りをさらに強くしたりするのです。

つまり、脳の疲れを減らせば耳鳴りを改善したり、軽減したりできるというわけです。

「めまい、耳鳴り、難聴」は、つらくしつこいものですが、ストレスの原因に気づき、ストレスをうまくマネジメントして自律神経の働きをよくしてあげれば、症状は必ずやわらぎます。

今の自分のストレス度をチェックしてみましょう

これまでお話ししてきたように、「めまい、耳鳴り、難聴」にはストレスが大きくかかわっています。

ですから、ストレスは日ごろから自分で意識しておくことが大切です。

しかし、実際の患者さんをみると「ストレスはありません」と断言する人が少なくありません。

また、「自分はストレスに強い」と思い込んでいる患者さんもいます。

じつはそういう人こそ要注意です。本当は大きなストレスを抱え込んでいるのに、それに気づかず、それを認めず、まじめにがんばってしまっていることが多いからです。そして、がんばりすぎた結果、心も体も疲れてしまっている人が多いのです。

生活していれば、ストレスは多かれ少なかれありますが、それをため込まないことが重要です。

「ストレスマネジメント」することを日常生活のなかでじょうずにできれば、自律神経の乱れも防ぐことができます。

そこで、まずは自分の自律神経の状態をチェックしてみましょう。

ここに掲載したのは、私が患者さんにおこなっている「自律神経チェックリスト（新版）」「耳鳴りの支障度に関する質問票（ＴＨＩ）」、体調の疲れを主症状として軽度うつ病発見の手がかりとしておこなう「自己診断チェックシート」です。

自律神経チェックリスト（新版）

当てはまる項目に、とくに症状の強い項目には◎をつけてください。

	体調のおもな症状	○◎
1	フラツキや立ちくらみをすることがある	
2	胸さわぎや心臓がドキドキすることがある	
3	息苦しくなることがある	
4	寝苦しい、寝つけない、すぐに目が覚めることがある	
5	手足がよく冷えることがある	
6	緊張すると、すぐに下痢や便秘になることがある	
7	肩こり、首こり、腰痛になることがある	
8	夕方から夜になるにつれて手足がだるくなることがある	
9	緊張で体の一部に汗をかくことがある	
10	起床時に、熟睡感がなく、体のだるさを感じることがある	
11	胃もたれや胃痛が起こることがある	
12	低気圧の通過や季節の変わり目など、 気候の変化に体調が左右されることがある	
13	まぶしさを感じることがある	
14	脈が飛ぶことがある	
15	のどの奥が詰まった感じがすることがある	
合計		

判定　○は1点、◎は2点にして合計します

2点以下：健康
3～4点：異常と健康の境界
5～9点：自律神経が疲れている
10点以上：かなり自律神経が疲れている

耳鳴りの支障度に関する質問表（THI）

この検査は、耳鳴りがあなたにどのような障害を引き起こしているのか調べるためのものです。各質問について、当てはまるものに○をつけ、最後に点数を合計してください。

		よくある	たまにある	ない
1	耳鳴りのために物事に集中できない	4	2	0
2	耳鳴りの音が大きくて人の話が聞き取れない	4	2	0
3	耳鳴りに対して腹が立つ	4	2	0
4	耳鳴りのために混乱してしまう	4	2	0
5	耳鳴りのために絶望的な気持ちになる	4	2	0
6	耳鳴りについて多くの不満を訴えてしまう	4	2	0
7	夜寝るときに耳鳴りが妨げになる	4	2	0
8	耳鳴りから逃れられないかのように感じる	4	2	0
9	あなたの社会活動が耳鳴りにより妨げられている（たとえば外食をする、映画を観るなどの活動）	4	2	0
10	耳鳴りのために挫折を感じる	4	2	0
11	耳鳴りのために自分がひどい病気であるように感じる	4	2	0
12	耳鳴りがあるために日々の生活を楽しめない	4	2	0
13	耳鳴りが職場や家庭での仕事の妨げになる	4	2	0
14	耳鳴りのためにいらいらする	4	2	0
15	耳鳴りのために読書ができない	4	2	0
16	耳鳴りのために気が動転する	4	2	0
17	耳鳴りのために家族や友人との関係にストレスを感じる	4	2	0
18	耳鳴りから意識をそらすのは難しいと感じる	4	2	0
19	自分一人で耳鳴りを管理していくのは難しいと感じる	4	2	0
20	耳鳴りのために疲れを感じる	4	2	0
21	耳鳴りのために落ち込んでしまう	4	2	0
22	耳鳴りのために体のことが心配になる	4	2	0
23	耳鳴りとこれ以上は付き合っていけないと感じる	4	2	0
24	ストレスがあると耳鳴りがひどくなる	4	2	0
25	耳鳴りのために不安な気持ちになる	4	2	0
合計				

判定　0～18点：軽度　20～56点：中等度　58～100点：重度

自己診断チェックシート（SRQ-D）

この検査は、体調の疲れを主症状として軽症うつ病発見の手がかりの一つとしておこなう簡易テストです。該当欄に○をつけます。

東邦大学方式（改）

		いいえ 0点	ときどき 1点	しばしば 2点	つねに 3点
1	体がだるく疲れやすいですか				
2	騒音が気になりますか				
3	最近気が沈んだり 気が重くなることがありますか				
4	音楽を聞いて楽しいですか				
5	朝のうち特に無気力ですか				
6	議論に熱中できますか				
7	首筋や肩がこって仕方がないですか				
8	頭痛持ちですか				
9	眠れないで朝早く目覚めることがありますか				
10	事故やけがをしやすいですか				
11	食事が進まず味がないですか				
12	テレビを見て楽しいですか				
13	息が詰まって胸苦しくなることがありますか				
14	のどの奥に物がつかえている感じがしますか				
15	自分の人生がつまらなく感じますか				
16	仕事の能率があがらず 何をするのもおっくうですか				
17	以前にも現在と似た症状がありましたか				
18	本来は仕事熱心で几帳面ですか				
合計					

「いいえ」が0点、「ときどき」が1点、「しばしば」が2点、「つねに」が3点とします。
※質問の2、4、6、8、10、12（灰色の背景色の質問）に関しては加点しません。

判定
0～5点：健康　**6～10点：**少し疲れている
11点～15点：疲れぎみ　**16点以上：**かなり疲れている（うつ傾向あり）

耳の不調の改善にはストレスマネジメントが重要です

3つのリストチェックしてみて、あなたの状態はどうでしたか？

今の状態を知るだけでなく、ストレスの原因は何かについても振り返ってみてください。

かなり疲れていて、耳鳴りも重度という判定であれば、すぐに病院へ行って診てもらうことをおすすめします。

ここまでお話ししてきたように、「めまい、耳鳴り、難聴」の多くは、ストレスが自律神経に影響を及ぼすことで引き起こされています。

ですから、耳の不調を改善したり軽減したりするには、ストレスに気づく、ためない、解放するということが重要なのです。

あわせて、「めまい、耳鳴り、難聴」を理解するにはそれぞれが起こるメカニズムを知っておくことも大切です。

これ以降の章では、「めまい、耳鳴り、難聴」についての解説と、ストレスをマネジメントするためのアドバイスを紹介したいと思います。

こらむ

宇宙でも乗り物酔いのような「宇宙酔い」になる

乗り物酔いになったことがある人は多いと思います。揺れる乗り物に乗ったとき、顔面蒼白、冷や汗、吐き気、嘔吐といった症状が起こることを「乗り物酔い」といいます。「動揺病」ともいわれます。

乗り物によって名前がつけられていて、バスやタクシーなどの車で起こると「車酔い」、船で酔うと「船酔い」です。ゾウやラクダに乗って移動するときの揺れに酔うことを「ゾウ酔い」「ラクダ酔い」といいます。お姫様が駕籠《かご》の揺れで酔うと「駕籠酔い」です。

吐き気の英語「NAUSEA」は、古代ギリシャ語の海「NAUSIA」を語源としています。古代ギリシャ時代、船を使って交易や戦争をしたとき、古代ギリシャ人の多くが船酔いに悩まされていたからだといわれています。船酔いの歴史はとても古いのです。

なぜ人は酔うのでしょうか？

乗り物酔いは、自律神経の異常反応によって起こります。

揺れる乗り物は、上下左右に揺れたり、急に発進したり止まったりします。私たちの内耳には重力センサーのような働きをする耳石器があって、耳石器からの情報と目で見た情報を脳内でリンクすることによって自分の体の動きや位置がわかるようになっています。

回転感覚は、内耳にある三半規管の反応で起こります。

これらの内耳からの情報と目で見た情報に普段と違うズレが生じたとき、脳が異常な反応を起こすために乗り物酔いの症状がでます。

乗り物酔いをしない人は、このズレを異常と感じないので、脳が異常反応を起こさないのです。

ただし、乗り物酔いをする人でも、何度もくり返して乗り物に乗り続けるとしだいに慣れて、リンクのズレがなくなってきます。脳の異常反応もなくなってくるので、乗り物酔いの症状も起こらなくなってきます。

乗物酔いの対策は、内耳からの情報と目で見た情報のズレを少なくして、脳の異常反応を抑えることがポイントになります。

乗り物酔いを防ぐために「揺れる乗り物のなかでゲームや読書をしない」「遠くの景色を見る」といわれますが、これは、内耳からの情報と目で見た情報のズレを少なくするためです。

じつは、地上の乗り物だけでなく、宇宙を漂う宇宙船でも「宇宙酔い」が起こります。

私は30年以上前、米国に留学していたときＮＡＳＡの研究費をもらっていました。宇宙酔いの解明のためです。

宇宙酔いは、一般的な乗り物酔いと違って、宇宙船が揺れるから酔うのではありません。無重力状態のなかで、重力方向の感覚がなくなり、酔ってしまうのです。

つまり、私たちは内耳からの情報と目で見た情報をリンクして自分の体の動きや位置がわかるのですが、宇宙は無重力なので重力センサーである耳石器が働かなくなり、ズレた情報をつくってしまいます。そのせいで脳のなかの空間認知のネットワークが混乱してしまいます。すると、その混乱した情報が脳のなかで自律神経の異常を引き起こして、宇宙酔いが起きるのです。

また、宇宙酔いも一般的な乗り物酔いと同じように、何日も宇宙にいると内耳の情報と目から入る情報がうまくリンクできるようになって、慣れてきます。これを「宇宙酔いの適応」といいます。

このように乗り物酔いと宇宙酔いは似ています。しかし興味深いのは、地上では乗り物酔いにならない宇宙飛行士でも初めての宇宙では宇宙酔いになることが3分の2以上なのですが、2回目の宇宙へのフライトでは宇宙酔いはほとんど起こさなくなります。宇宙酔いの適応の結果だと考えられています。

乗り物酔いも宇宙酔いもメカニズムは完全には解明されていないので、研究が進めば違いがわかってくるかもしれません。

2

急増する耳鳴り・難聴の最新事情

「生理的耳鳴り」と「病的な耳鳴り」がある

耳鳴りにもさまざまな原因がある

めまい、耳鳴り、難聴はそれぞれ別のものというイメージがあるかもしれませんが、じつは深くかかわっています。耳鳴りや難聴からめまいに移行することも多いのです。

そこで、ここではまず耳鳴りについて説明したいと思います。

耳鳴りには、誰にでも起こる「生理的耳鳴り」があります。これは、数秒から数十秒、長くても数分で消える耳鳴りで、とくに異常ではない反応です。

それ以外に、寝る前にまわりが静まり返ったときや意識を集中したときなどに起こる耳鳴り、気にしなければ聞こえない程度の耳鳴り、仕事や趣味などに夢中になっていると消えてしまうような耳鳴りも心配ありません。

一方で、仕事に集中できなくなるような強い耳鳴りや、相手との会話に支障が出るような耳鳴り、夜も寝られないような耳鳴りは「病的な耳鳴り」といえます。

病的な耳鳴りは、体調に大きく左右されるのが特徴です。

よく眠れないまま迎えた朝に強い耳鳴りがしたり、疲労がたまってくる夕方に耳鳴りが強くなったりします。また、その週の疲れがピークになる金曜日の夕方にうるさいほどの耳鳴りが生じたり、うっとうしい会議や慣れないプレゼンの前後で激しい耳鳴りにおそわれたりします。

これは、寝不足や体の疲労、ストレスなどによって脳がひどい疲労状態になるためで、そのせいで耳鳴りがし、耳鳴りがひどくなったりします。

なかには天候によって耳鳴りが変化する人もいます。

たとえば、低気圧が近づいてきて曇りから雨になりそうなときや、台風の通過前に耳鳴りが強くなる人もいます。

これは、低気圧や台風の近づくときに気圧が低下するために起こります。気圧が変化すると皮膚の圧センサーが察知し、圧が低下すると脳内にストレス反応が起こるのです。

低気圧が近づいたときに耳鳴りが起きるのは、そういう天候のときに喘息《ぜんそく》の人が喘息発作を起こしたり、リウマチの人が膝に痛みを感じたりするのと同じような反応です。

数千年前に出土したエジプト王朝のミイラにはすでにリウマチの人がいたことがわかっています。想像してみると、天候が悪くなる前にひざの痛みを感じることができれば、早めに避難できたかもしれません。当時なら、特殊な予知能力としてあがめられていたかもしれません。天候が悪くなる前に耳鳴りやめまいが起きる人も、大昔だったら予知能力者としてあがめられていたかもしれませんね。

「ストレス」「耳鳴り」「肩こり」には関連がある

1章でもお話ししましたが、無難聴性耳鳴も、難聴のある強い耳鳴りも、多くの場合、ストレスが原因になっていることが多いのです。

私は以前、難聴があって耳鳴りを強く訴える患者さん10人と無難聴性耳鳴の患者さん14人の脳波と自律神経機能を測定したことがあります。

患者さんたちには、椅子にすわって目を閉じて安静にしてもらったのですが、全員の脳波を調べると、自律神経のうち交感神経がかなり興奮状態にあることがわかりました。

たとえていえば、自分の目の前に現れたクマが襲いかかってきて、脳がパニックになっているような状態です。そしてそのとき全員が浅い呼吸になっていることもわかりました。浅い呼吸も緊張状態にあることを示しています。

この結果から、耳鳴りの患者さんたちが、いかに心身ともに極度に緊張した状態であるかがわかったのです。

耳鳴りが起こるメカニズムは、まだ完全にはわかっていないのですが、脳内の聴覚に関係する部位に関係があるのではないかと注目されています。

簡単に説明すると、難聴になると脳のなかで一定の高さの音が聞こえづらくなるため、脳はその高さの音のボリュームを上げて聞こうとします。これが耳鳴りとなって、脳のなかで聞こえるのではないかということです。

また、耳鳴りは肩こりとも関係があることがわかっています。

耳鳴りで来院した患者さんに、「便秘しやすい」「冷え性」「乗り物酔いしやすい」といった43項目の症状に○をつけてもらうアンケート検査（自律神経問診票検査）を実施しました。

その結果、いちばん多いのが「肩こり」でした。なんと94％の人が肩こりに○をつけていました。

肩こりは、「頭痛、めまい、肩こり」という日本人に多い3大症状のひとつで、いずれも近年増加しています。

肩こりと耳鳴りは、「ストレスがある」→「肩こりになる」→「耳鳴りが強くなる」という関係があります。

また、「ストレスがある」と「肩こりになる」が互いに影響しあって「耳鳴りが強くなる」という場合もあります。

肩こりのほとんどは、姿勢の悪さと強いストレスが原因になっています。ですから、姿勢を正したり、ストレスを解消したりすると交感神経の興奮がおさまります。

そうすると、耳鳴り（とくに低音部型難聴からくる耳鳴り）は弱まる可能性があります。

ここで誤解しないでもらいたいのは、肩こりは耳鳴りの原因ではないということです。うるさくする原因はストレスなのです。

耳鳴りが気になったり、肩こりがつらくなったりしたときは、自分がストレスを感じるような緊張した生活のなかにいるということに気づいてください。そして、心と体をリラックスさせる方法を考えましょう。

それがストレスマネジメントなのです。

急に発症する「突発性難聴」。一刻も早い受診が必要

過度のストレスがたまっているときに突然発症

多いときには1週間に何人もの患者さんを診察するほど、「突発性難聴」は増えています。「突発性難聴」は名前のとおり、ある日突然、片方の耳が聞こえなくなります。難聴だけでなく、「ジー」や「キーン」という耳鳴りがしたり、軽いふらつきや目が回る感じのめまいをともなったりすることもあります。

この突発性難聴は最近、診断基準の見直しがありました。重要な点は、低音部型難聴が突発性難聴の定義からはずれたということです。

正確にいうと、「急性低音障害型感音難聴」は突発性難聴とは異なる病気ということになりました。

突発性難聴は、再発をくり返すことはありません。突発性難聴は、発症する前と同じ程度に改善したり、その中間くらいに回復したり、変化しなかったりという状態になります。再発は原則的にありません。

ところが、急性低音障害型感音難聴は再発をくり返すことがあります。さらに、再発をくり返すうちにめまい発作が出てきて、メニエール病に移行することもわかってきました。突発性難聴とは異なった病態で、どちらかというとメニエール病に近いと考えられるようになったからです。

突発性難聴の人には共通点があります。忙しくてかなり疲れていたり、つねに寝不足だったり、過度のストレスがたまっていたときなどに、突然に発症します。

つまり、平穏無事な生活を送っている人は、突発性難聴になりにくいのです。

ただ、突発性難聴の背景には疲れ、寝不足、ストレスがあるのはわかっているのですが、それがなぜ急激な聴力低下に結びつくのかはわかっていません。

これまで有力だったのは、循環障害説とウイルス感染説でした。一部のケースでは、ウイルスによる内耳障害はありますが、最新の研究では、循環障害説をとなえる報告がかなり多くなっています。

突発性難聴の原因が循環障害だとしたら、

心臓の狭心症のようなイメージで治療にあたるべきかもしれません。つまり、早期発見・早期治療が重要ということです。

今までは、突発性難聴は2週間くらいまでに受診すればよいというような感じで悠長に考えられていました。しかし、狭心症というイメージであれば、発症したら一刻も早く耳鼻咽喉科を受診して検査し、治療を開始すべきなのです。

20～40代の女性に増えている「無難聴性耳鳴」

難聴のない耳鳴りは薬に頼らずに治すのがおすすめ

耳鳴りの9割以上は難聴がきっかけで起こります。

ところが、聴力検査をしてもまったく難聴のない患者さんがいます。耳はきちんと聞こえているのです。これを「無難聴性耳鳴」といいます。

無難聴性耳鳴は、難聴をともなう患者さんと比べると若めで、20～40代の女性に多い傾向があります。もちろん、男性でも若い人でも、働き盛りの人でも起こる可能性があります。

無難聴性耳鳴の患者さんに共通するのは、「不安感がある」「過度のストレスがある」「疲労感がたまっている」「睡眠障害がある」「自律神経系が疲れ切っている」ことです。

たとえば、「嫌なヤツ」「嫌なコト」「嫌な自分」に悩まされているところに睡眠不足が重なったりすると、脳が異常に疲れやすくなり、興奮状態になります。こうなると脳内にある自律神経のネットワークも乱れ、ますます疲れやすくなって不眠となり、「ストレスの負のサイクル」（24ページ）に陥ってしまうのです。

こうして脳内の聴覚のネットワークも異常に興奮して、難聴のない耳鳴りが生じるようになるのです。

どうしても薬で治療したいということであれば、効果的なのは「抗不安薬（精神安定剤）」や「睡眠導入剤」「抗うつ剤」です。

しかし私はそういった薬は基本的には処方しません。そういった薬は、習慣性が出てきて薬がやめられなくなることがあるからです。

薬に頼らない方法として私がすすめているのは、自分の状況を見つめ直すことです。

自分の状況を自分で知ることで、生活環境を変えたり、ストレスをマネジメントしたりすることができるようになります。そうすると症状は軽減して、消失します。

簡単にいえば、自分が好きなことに夢中になったり、息抜きをしたりして、たまったストレスを解消することだけでも症状の改善につながるのです。

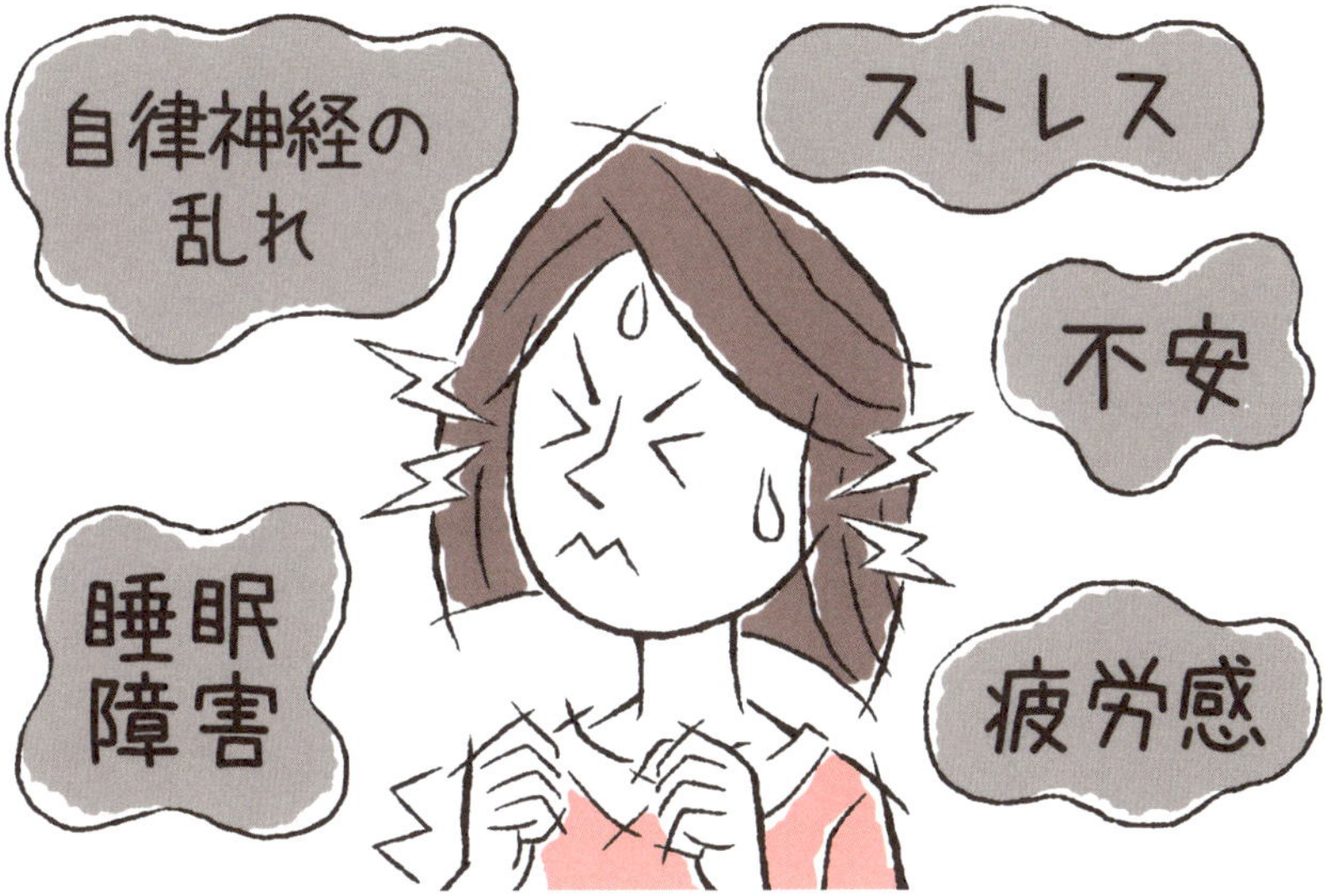

長生きすれば、いずれは起こる「加齢性難聴」

難聴は20代からひそかに進行している

今から30年以上前の話ですが、「加齢性難聴」は、私が医学部の学生だったころは医学書になかった病名です。

当時の病名は「老人性難聴」でした。歳をとると、高い音が聞き取れなくなる難聴になるからです。

ところが、50代で起こったり、早ければ40代で起こったりする人も増えてきました。40～50代に対して「老人性」というのは違和感があります。そこで、およそ20年前から「加齢性難聴」と呼ぶようになりました。

音は、耳に入ると内耳にある蝸牛に伝わります。蝸牛とは、内耳にある、小さな渦を巻くカタツムリのような構造で、このなかには木琴の鍵盤のような構造が渦を巻いています。さらに、この鍵盤のような板の上に、何万もの有毛細胞が渦を巻いて配列しています。音によってこの有毛細胞にある毛が倒れると、電気信号に変わり、それが脳へ伝えられます。

ところが、年齢とともに、この有毛細胞の毛が抜けていきます。いわば脱毛です。

脱毛する理由はいろいろ考えられますが、音の強い刺激が最初に入る部分の鍵盤が激しく揺れるため、そこから脱毛が起こりやすいという説もあります。

まだ若いからと安心してはいられません。

じつは、20代から確実に加齢性変化が起こっているのです。

前述しましたが、小学生や中学生までは2万ヘルツの音が聞こえます。いわゆる「モスキート音」と呼ばれる、蚊の羽音のようなキーンという不快な音です。

蝸牛のいちばん細い鍵盤は、2万ヘルツという音に反応する部分なのですが、20代になるとこの部分から有毛細胞の脱毛が始まっていきます。そうして徐々に変化が進んでいくのです。

加齢性難聴の進行は生活習慣病と関係がある

大規模な調査や国内外の研究によって、加齢性難聴の発症や進行と関連のある事柄がわかっています。

動脈硬化のある人は、動脈硬化のない人とくらべて加齢性難聴が起こりやすいことが知られています。また、高血圧症、脂質異常症、糖尿病の人も加齢性難聴が起こりやすくなります。

つまり、いわゆる生活習慣病をもっている人は、そうでない人とくらべて加齢性難聴が起こりやすくなります。極端にいえば、早期に起こる加齢性難聴は、生活習慣病によって引き起こされる可能性が高いのです。

加齢性変化によって蝸牛の有毛細胞が脱毛してしまった場合、二度と再生しません。現在のところ、頭髪と同じように、脱毛した細胞を生やすことができる育毛剤は存在しないのです。

ただし、生活習慣病にならないようにすれば、加齢性変化を起きにくくすることができます。

どのような対策が効果的だと思いますか？

私がすすめたいのは、食生活の改善と有酸素運動です。

とくに加齢性変化が進行する40代～50代は、生活習慣を見直すことが最重要課題といえます。

これまでの生活で身についた習慣を変えるなんて難しいと思うかもしれません。しかし、起きてからでは遅いのです。また、加齢性変化が起きてしまってからでも、その進行を抑えられる可能性があります。

「もう遅い」なんて思わずに、発症リスクを少しでも減らすためにも生活習慣を見直してみましょう。

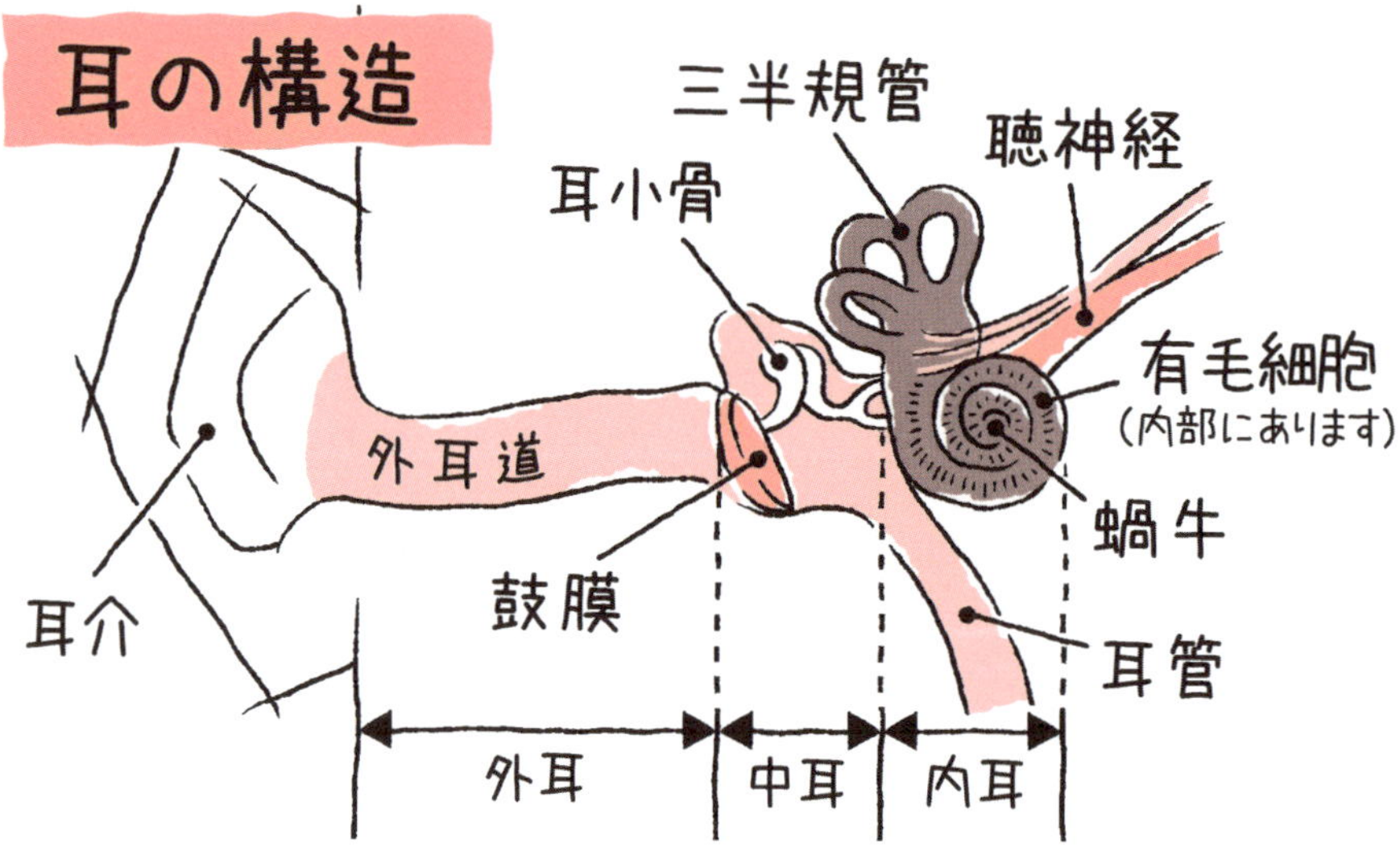

認知症予防のため難聴を放置しない

２０１７年に衝撃的な発表がありました。

それは、国際アルツハイマー病会議で発表されたもので、「認知症の症例の約35％は潜在的に修正可能な９つの危険因子に起因する」という内容でした。

「危険因子」とは、疾患発生の危険性を高める可能性がある要素のことで、そこであげられた危険因子には高血圧、肥満、糖尿病などがありました。そのなかに「予防できる要因のなかで、難聴は認知症のもっとも大きな危険因子である」という指摘があったのです（ただし、先天性難聴や片方の耳だけが聞きづらい一側性難聴は例外です）。

どうして難聴が認知症になりやすい要因なのでしょうか。

多くの研究によってわかってきたのは、難聴になると他人とのコミュニケーションが減り、そのために脳のなかのネットワークが減り、脳が萎縮したり神経細胞の機能が低下したりして認知症になりやすいのです。

しかも、他人とのコミュニケーションがうまくいかなくなると、他人との接触を避けるようになり、気分的にも落ち込んでいきます。そうなると、うつ的傾向になり、社会的に孤立する危険性が出てきます。このうつ的傾向も、認知症の危険因子のひとつです。

こう考えると、「難聴がもっとも大きな危険因子」といわれるのにも納得がいきます。

難聴になる原因はさまざまです。もっとも多い難聴は「加齢性難聴」なのですが、これは加齢によって起きるため、個人差はあるものの、歳をとることで誰にでも起こりえます。認知症の予防のためにも、難聴を放置しないようにしてください。

低い音だけ聞きづらくなる「低音部型難聴」

突発性難聴とは異なる「低音部型難聴」

「低音部型難聴」は、少し前までは突発性難聴として扱われることが多かったのですが、突発性難聴の診断基準が改訂されてから低音部型難聴は別扱いになりました。

「低音部型難聴」は、突発性難聴と症状が似ていますが、聞きづらいのは低音がメイン、再発をくり返すなどの特徴があります。

1回目の低音部型難聴は「急性低音障害型感音難聴」というとても長い病名になります。

軽い低音部型難聴の場合は、耳が詰まったような感じや、超高層ビルのエレベーターや航空機に乗ったときの気圧の変動による圧迫感のような症状がでます。

人によっては「ボー」「ブーン」「ゴー」といった低い耳鳴りが出たりします。

低い音が聞き取りにくくなり、ときにはふらつきや吐き気も出ることがありますが、短期間に消えます。

低音部型難聴はわりと再発が多く、週単位や月単位、年単位で再発をくり返すことがあります。

また、1日のうちでも、起床時は症状が解消していても、少しずつ耳閉感（耳が詰まった感じ）が出てきて、お昼すぎには再び低音部の難聴が強くなるといったこともあります。

低音部型難聴は、メニエール病にともなう難聴と似ているのも特徴です。疲労や寝不足、ストレスとの関連が強く、再発をくり返すうちにめまい発作を起こし、メニエール病に移行することがわかっています。

最新の統計では、低音部型難聴の10％以上がメニエール病に移行しています。

低音部型難聴の治療と再発防止法とは？

低音部型難聴はどの年代でも起こりえます。しかし最近は、20～40代の若い女性と高齢者の患者さんが増えています。

女性に多い理由はまだ不明ですが、女性のほうが男性よりストレスを感じやすいことがわかっているので、ストレスの影響を受けているかもしれません。

高齢者の場合は、労働環境の変化や介護疲労などが要因になっているのではないかと指摘されています。

低音部型難聴は、大学病院よりクリニックを受診する人が多く、クリニックでは毎日のように患者さんが治療を受けています。

低音部型難聴の治療は、程度が軽ければ、内耳の浮腫を取る利尿剤、内耳の循環をよくする薬、神経の代謝を上げるビタミンB12などを飲みます。程度が重ければ、ステロイド薬の投与もします。

低音部型難聴は比較的改善しやすいのですが、再発をくり返すケースもあります。

再発をくり返す患者さんには共通点があります。それは、ストレスから解放されていないのです。

なかには「自分にはストレスがない」という人もいますが、そういう人ほどストレスのなかにどっぷりとつかっているのに自分では気づいていないということが多いのです。

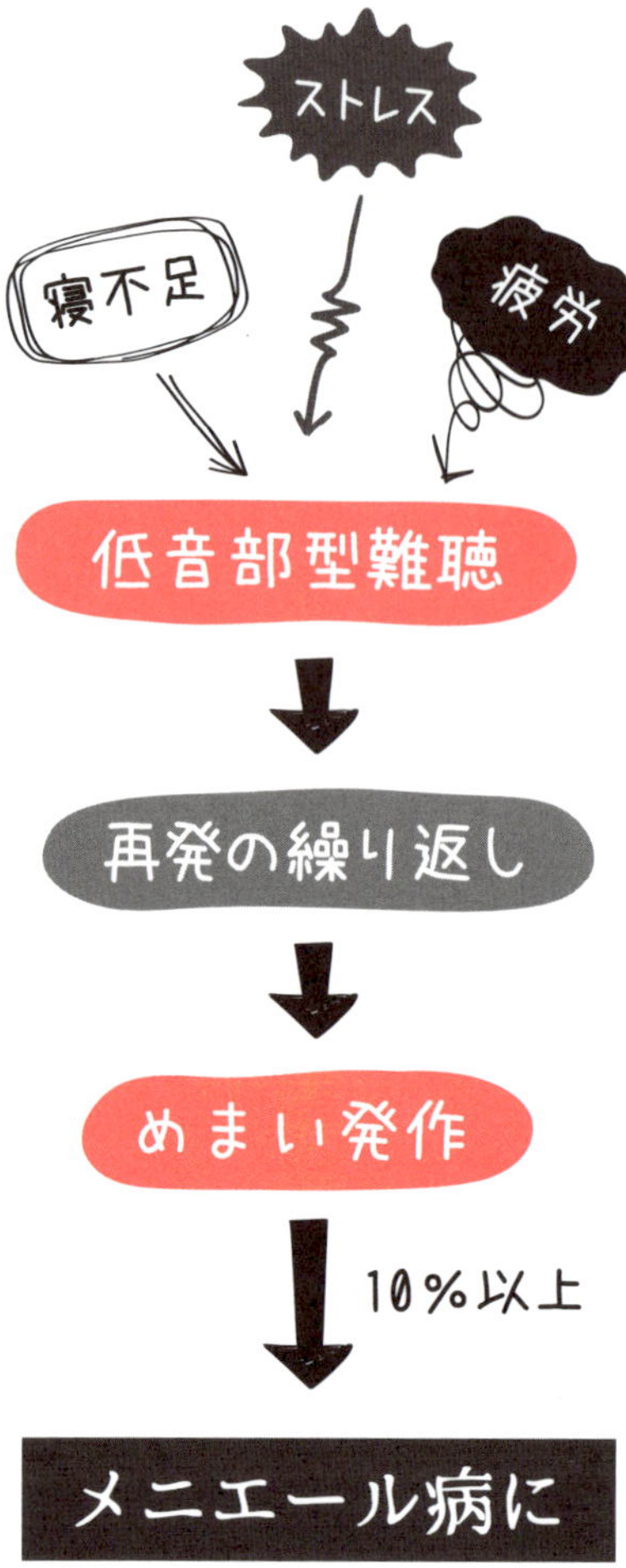

そういう人は、はっきりいって危険です。自分の置かれた状況をいま一度見直して、少しでも早くストレスを解消しましょう。

小学生〜高校生に増えている「心因性難聴」

いじめや虐待が難聴の原因に

以前にも増して最近は、小学生〜高校生で突然に、難聴になる子が増えています。思春期に多いのですが、低学年の小学生もいます。

突然に起こるので突発性難聴という診断をつけたくなりますが、突発性難聴は20歳以下ではほとんど起きません。つまり、特殊な場合を除いて、子どもが狭心症にならないというのと似ています。

検査してみると、鼓膜に異常もなく、中耳炎もないのですが、聴力検査だけが低下しているのが特徴です。

難聴が片側だけのこともありますが、両側が聞こえないということもあります。音刺激で脳波の変化を観ることができる検査（ABR検査）で正常に反応します。

これが「心因性難聴」です。「機能性難聴」とも呼びます。

多くの場合、いじめや虐待が原因になっています。

私も何人もの患者さんを診察してきました。

小学6年生の女の子は、中学受験の直前に突然聞こえなくなり、大騒ぎになりました。

聴力検査をしてみると、ほとんど聞こえない高度難聴です。ところが、検査技師が小声で検査法を説明すると、聞こえていて反応することに気づきました。

そこで先ほどの脳波の検査をおこなったところ、聴覚はまったく正常だったのです。

話を聞いてみると、母親からいろいろ強くいわれることがストレスになっていることがわかりました。

その後、母親は反省し、受験も無事に終わったので、ほどなく普通に生活できるようになりました。

中学生の女の子のケースでは、何週間も続いたクラス内でのいじめが原因で心因性難聴になりました。その後、学校と親と小児精神科のある専門病院との連携で解決することができました。

高校卒業後に有名料亭に弟子入りした男子のケースでは、料理長に激しく叱責されたあと、ふらつきと心因性難聴が起こりました。そこで、料亭を辞めて別な施設で働き始めたところ、すぐに症状が改善しました。

心因性難聴はすぐに決められる病名ではなく、他に難聴の病気がないことを確認してから最終的に診断される病名です。

心因性難聴は、耳から聞こえている音を、脳のほうで無意識に拒否している状態です。そのため、精神医学的な治療と、両親や学校などの心理的サポートが必要になります。

騒音の多い環境で長く働く人に発症する「騒音性難聴」

昔は建設・工事関係者だったが、いまはミュージシャンに多い

かつて日本では、造船やビル建設で鉄板にボルトを打ち込む作業の人や、採掘現場や道路工事で削岩機を扱う仕事の人に難聴が起こることがありました。

かなりうるさい環境で、10年、20年と長期間にわたって働くと、両耳の４０００ヘルツ近辺の音だけが聞こえにくくなるのです。高音域の難聴からゆっくり進行するため、自覚症状があまりありません。

４０００ヘルツの音というのは、ピアノのいちばん高い「ド」に近い音です。ドイツ式の音名では「ｃ５」なので、「ｃ５ディップ」とも呼ばれています。

なぜ４０００ヘルツの音が聞こえづらくなるかというと、４０００ヘルツの聴覚に関係する部位の血流がいちばん乏しいので、長時間の音刺激でしだいに血流が悪くなり、その部分だけが最初に障害を受けるためではないかといわれています。

今では50人以上の会社で働く人は、毎年、健康診断を受けることになっています。そのときに１０００ヘルツと４０００ヘルツの周波数をチェックする聴力検査がおこなわれます。１０００ヘルツは会話領域の難聴のチェックで、４０００ヘルツは騒音性難聴のチェックです。

この健康診断の聴力検査のおかげで、遮音

効果の高いヘッドホンが使われるようになったり、職場内の騒音が抑えられるようになったりして、騒音対策が進みました。そのため、騒音レベルの高い職場で発生する騒音性難聴は減少しています。

ところが今度は、プロのミュージシャンや趣味で楽器を演奏する人たちにこの騒音性難聴が起きています。

爆音でなくても、バイオリンやビオラのように肩に楽器を乗せて奏でる人が、楽器を乗せた側の4000ヘルツの難聴を起こしているケースもあります。

音楽プレーヤーの音量をまわりに聞こえるくらいに上げてヘッドホンやイヤフォンで聴いている人たちも危険です。

音量があまりに大きいと、それだけで内耳の細胞を急激に傷つけます。これを「音響外傷」といいます。さらに年単位以上の長期間にわたって大音量を聴き続けると、騒音性難聴と同じような難聴が起きます。

私が診察した患者さんでは、中学からヘッドホンで大音量の音楽を聴き続けて、大学を卒業する前に4000ヘルツの難聴になったというケースがありました。約10年間、大音量にさらされた結果、起きてしまったのです。

騒音性難聴は一度なってしまうと回復しません。大音量を聞いている限り進行していきます。

音量を下げるなどの予防がいちばんの対策になります。

コンサートのあとの耳鳴りは「音響外傷」かも

強い音エネルギーによって内耳の有毛細胞が吹き飛ばされる

「音響外傷」についてもくわしく説明しておきましょう。

ロックやジャズ、Ｊ－ＰＯＰなどのコンサート会場で大音量の音楽を聴いたあと、耳鳴りや耳閉感を体験したことはありませんか？

多くの場合は、数分から数十分でそういった症状は消えてしまい、気にならなくなります。しかし、翌日もその症状が残っている場合は、音響外傷かもしれません。

音響外傷は、射撃場のライフル銃の発射音や、運動会のピストルの爆発音などでも起こります。

また、片方の耳だけのこともあれば、両方の耳が音響外傷になることもあります。

私たちの耳には、大音響を聴いたとき、鼓膜と内耳の間にある耳小骨筋が瞬時に働いて大きな音を内耳に入れないようにする反射的な防衛機能があります。耳小骨筋は人間の体のなかでもっとも小さな筋肉で、体に疲労がたまっていたり、寝不足だったり、飲酒をしていたり、予期しない大音響を聞いたりすると、この防衛機能が瞬時に働くことができず、音響外傷を起こしやすくします。

音響外傷を予防するには、疲労や寝不足にならないように体調を管理することが大切です。また、コンサート会場やライブハウスなどでも、飲酒をしながら、大音量の音が耳に直接入らないように注意したほうがいいでしょう。

音響外傷は、強い音エネルギーによって内耳にある有毛細胞が吹き飛ばされて起きます。それ以外にも、内耳にある血管が急激に収縮することによって、その先が循環障害を起こし、内耳に影響を起こすことも知られています。

そのため、治療は早ければ早いほど回復する可能性があります。なにもしないで放置してしまうと、内耳の細胞は脱落していきます。一度抜けてしまった有毛細胞は再生することはありません。「音響外傷かな?」と思ったら、できるだけ早く治療することが重要です。

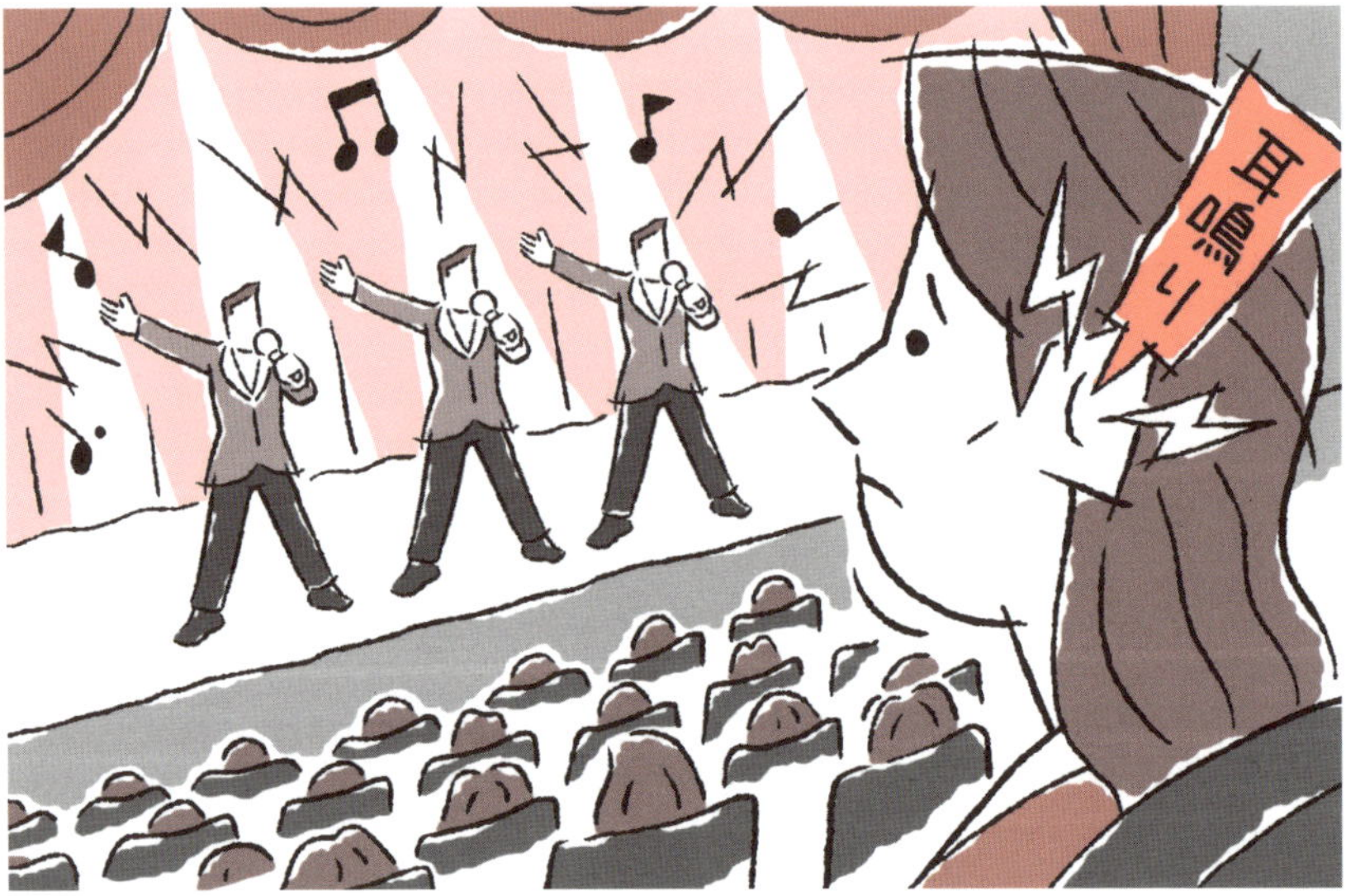

先天性の難聴の50％は「遺伝子難聴」

採血だけで難聴の遺伝子解析ができる

統計的に、出生した赤ちゃんの1000人に1人の割合で高度難聴になるといわれています。その原因は、50％は遺伝性で、25％がウイルス感染症や外傷、薬物など非遺伝性、残りの25％が原因不明といわれています。

少し前までは、この原因遺伝子の詳細な検査は、高額な専門の解析装置を備えた研究所や大学病院でしかできませんでした。

しかし今では、保険適用となり、一般の医療機関でも採血するだけで、難聴に関連する遺伝子DNA解析ができるようになりました。1回の採血で、19遺伝子、154変異がわかります。

先天性難聴の原因のうちもっとも多いのは遺伝子性のため、遺伝子を調べることで多くの難聴の原因を特定することができるようになりました。

そして、原因が特定されることによって「どういうタイプの難聴」「進行するのかどうか」「どのような症状や病気をともなうのか」ということもわかるようになってきました。

たとえば、ミトコンドリアDNA遺伝子の1555番目の1カ所が変異を起こしている人は、結核などの治療に使われるアミノ配糖体の抗生物質であるストレプトマイシンを注射すると高度難聴「ストレプトマイシン難聴（ストマイ難聴）」になることがわかっています。ですから、この遺伝子異常が見つかったときは、アミノ配糖体の抗生物質を使わないように医療機関に伝えることで、ストレプトマイシン難聴の発症を避けることができるというわけです。

このミトコンドリアＤＮＡ遺伝子は母系に遺伝する（母親から遺伝し、父親からは遺伝しない）ことが知られています。母親、祖母、母方の女姉妹などで難聴者がいる人は、検査してみるといいでしょう。

最近では、若いときから両耳の難聴が進んでいる人にもこの遺伝子異常がある人がいることがわかっています。

出生した赤ちゃんで高度難聴の場合や、両方の耳が進行性の高度難聴の人は、一度この検査をすべきかを医師に相談してみてください。

出生した赤ちゃんの1000人に1人が高度難聴

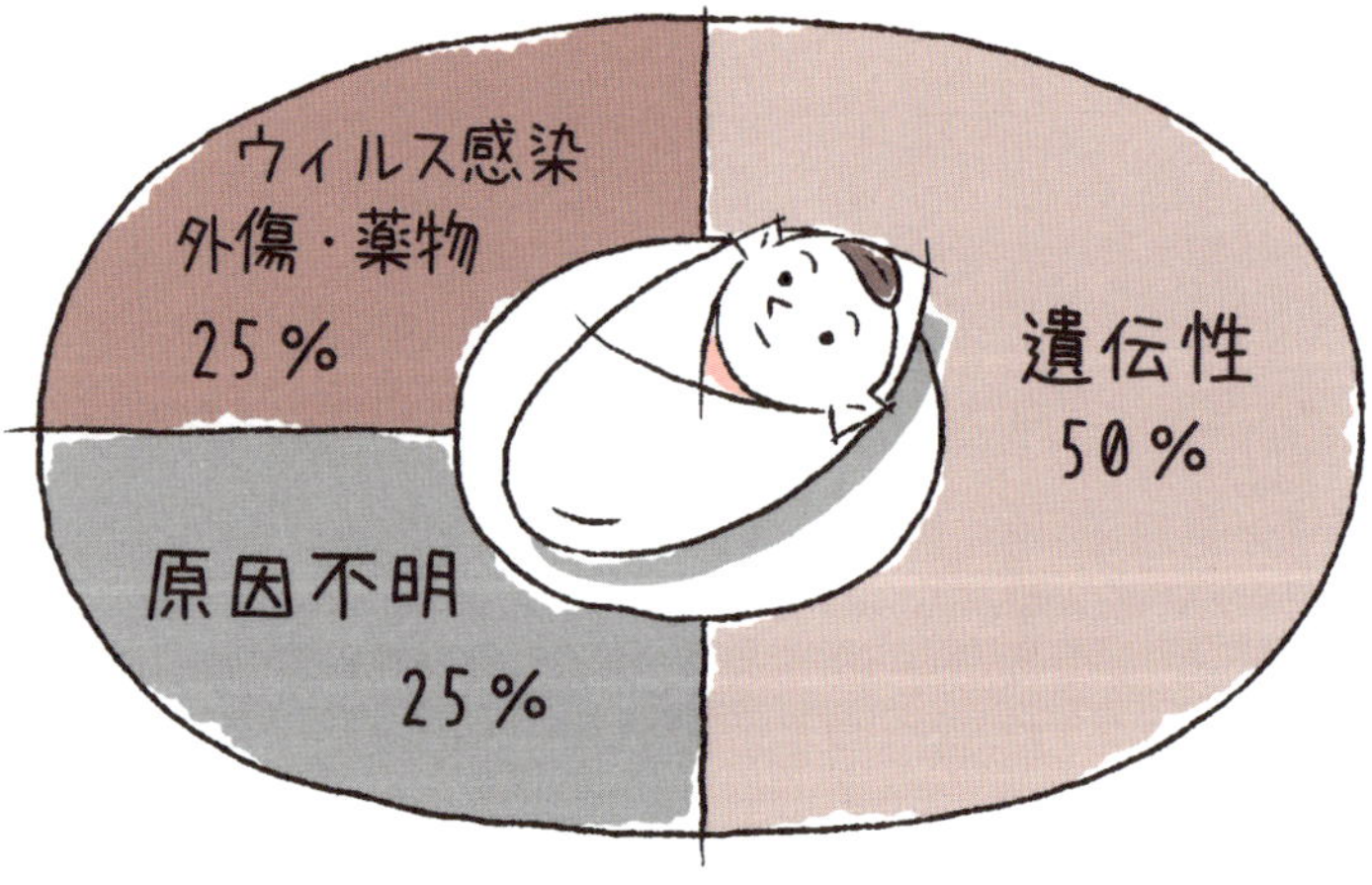

生活音が不快に聞こえる「聴覚過敏」と「補充現象」

難聴ではないのに音が割れて聞こえるのは「聴覚過敏」

「聴覚過敏」というのは、難聴ではないのに、突然音が割れて聞こえる状態のことをいいます。食器を重ねたときの音や赤ちゃんの泣き声、レジ袋のカサカサした音など、周りの人は気にしないような生活音が頭にビンビンと響きます。

そういった症状が出ているときに脳波と自律神経の測定をしてみると、体は安静にしているのに脳波は極度にビンビンに興奮した状態です。自律神経も交感神経が極度にビンビンに興奮しています。

つまり、脳も自律神経も、握り拳を振り上げ、それを自分で思いっきり握りつぶしているような興奮した状態なのです。

聴覚過敏の治療は、脳と自律神経の緊張をゆるめるのが効果的です。速効性があるのは、精神安定剤です。

しかし脳や自律神経の緊張というのは、過剰にたまってしまったストレスが原因になっていることがほとんどなので、なによりもまずストレスを解消することが大切です。

質のいい睡眠をとったり、心地よい汗をかける運動をしたり、利害関係のない友人と食事したり、思いっきり笑ったり……。第4章でいろいろなストレス解消法を紹介しているので、そちらを参考にしてみてください。

難聴になったとき音量が上がると不快に聞こえる「補充現象」

一方、難聴になったとき、一定の音量を超えたとたんに急にうるさく感じることがあります。小さな音は聞こえないのに大きな音はうるさく感じられるという、音の大きさの変化に敏感になっている状態です。これを「補充現象」といいます。

補充現象も聴覚過敏と同じように音が割れるように聞こえます。まわりの人には気にならない大きさの音がとても不快に感じるのです。

どうしてそんなふうに聞こえてしまうのかというと、ふだんは大きな音が耳に入ってきても興奮しすぎないように内耳や脳で興奮を抑える力が働きます。ところが急激に難聴になると、内耳に障害が起こり、音を抑え込む力がなくなって、内耳の機能が暴走してしまうのです。ただし、内耳や脳で暴走を抑える力が復活すれば、症状は治まってきます。

補充現象による不快な音を聞かないようにするために耳栓をする人がいますが、じつは、耳栓をすると自分が持っている回復力を落としてしまうので要注意です。

異常になった内耳でも、音が入ってくれば必ず内耳と脳で調整します。神経のネットワークの再構築をおこなうのです。ところが耳栓をすると、その調整力が発揮されてなくなってしまい、回復を遅らせてしまいます。

耳栓を使って音を遮断するのは避けたほうがいいでしょう。神経のネットワークの再構築は週単位、月単位でおこなわれます。あせらないようにすることが大切です。

聴覚過敏の人が苦痛に感じる音

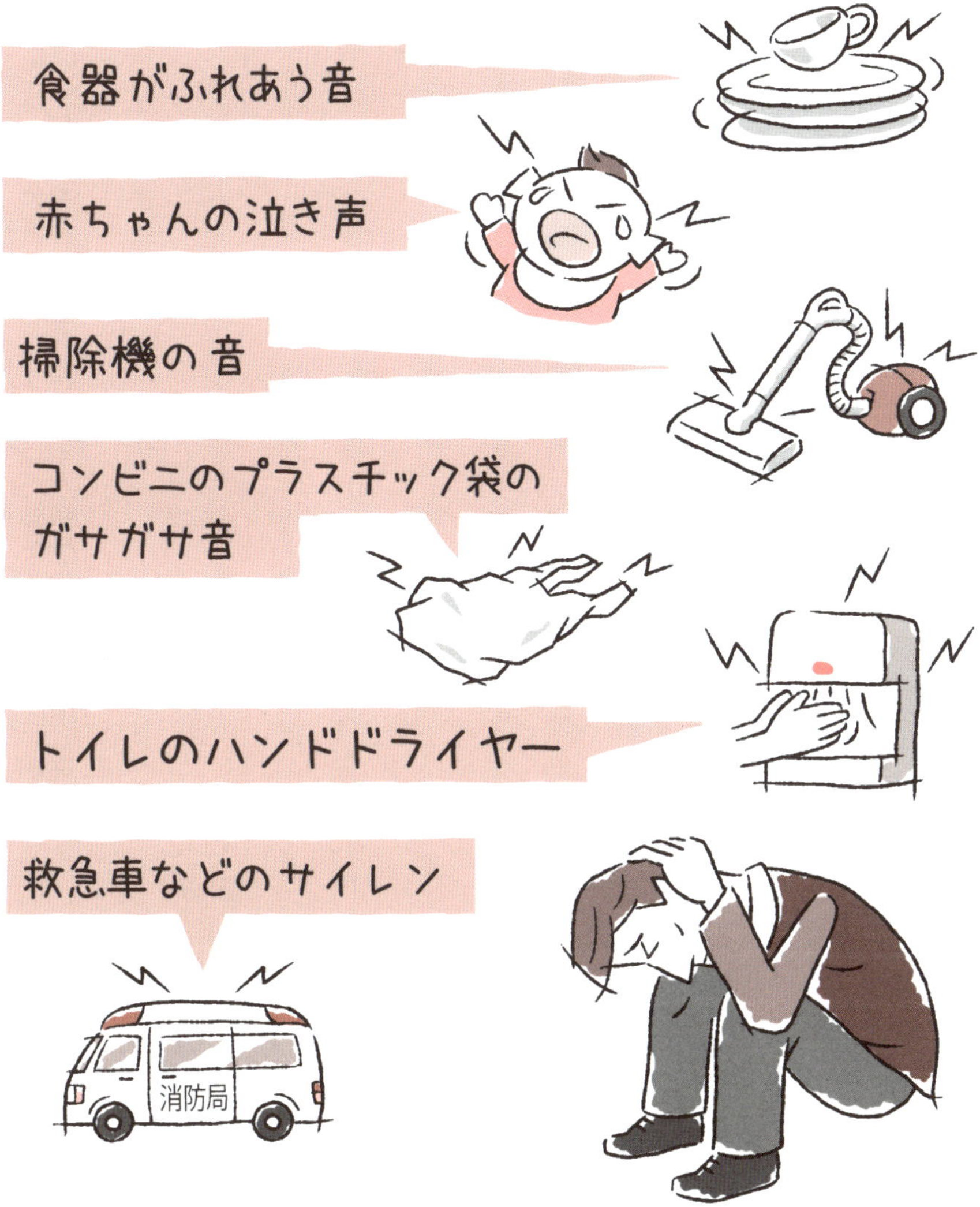
食器がふれあう音
赤ちゃんの泣き声
掃除機の音
コンビニのプラスチック袋のガサガサ音
トイレのハンドドライヤー
救急車などのサイレン
消防局

早期発見が可能になった「聴神経腫瘍」

MRIで1ミリ前後の腫瘍も見つけられる

30年以上前、私が医学部の学生だったころは「聴神経腫瘍」は15万に1人とか、10万人に1人とかといわれていました。それがつい最近の報告では、4〜5万人に1人といわれています。聴神経腫瘍になる人の確率は2〜3倍も増えた計算になります。

本当でしょうか?

そうではないのです。じつは簡単な理由があります。それは画像診断の精度がすばらしく向上したからです。

30年前は、ようやくCTが世の中に出てきた時代で、握りこぶし大の大きな聴神経腫瘍が見つかるといったケースが大半でした。

ところが最近は、高性能なMRIが登場し、精細な画像診断ができるようになりました。1ミリ前後の微小な聴神経腫瘍も見つけられるようになったのです。

「聴神経腫瘍」は、聴覚や内耳で感じる体のバランスを脳に伝える神経に発生する腫瘍です。

良性ですが、腫瘍が神経を圧迫したり、伸展させたりして、めまいや難聴、耳鳴りを引き起こします。

ただ、聴神経腫瘍には決まった症状がなく、徐々に音が聞こえなくなるので、はじめは気づかないことも多いのです。

患者さんでいちばん多いのは、片方の耳に耳鳴りが起きて受診するというパターンです。ところが検査してもとくに異常が見つからず、「様子をみましょう」といわれることがほとんどです。

そしてその後、突発性難聴や、めまい発作や顔面神経麻痺といった症状が起き、MRI検査をして聴神経腫瘍が見つかるということがあるのです。

聴神経腫瘍の検査はMRIが必須なのです。

治療は、「手術で摘出」「ガンマナイフによる放射線治療」「半年から1年ごとにMRIで経過観察」の3つがあります。

さきほどお話ししたように、MRIの精度の向上によって数ミリ程度の小さな聴神経腫瘍が見つかることが多くなりました。そのため、手術や放射線治療ではなく、MRIによる定期的な経過観察のケースも多くなっています。

良性腫瘍ですが、聴神経腫瘍が小脳や脳幹を圧迫するような場合は手術を選択することになります。

どの治療法を選ぶかは、医師とよく相談することが必要です。

「パチパチ」の耳鳴りとめまいは「神経圧迫症候群」の疑い

1日に何度も耳鳴りとめまいが起きる

めまいと耳鳴りが1日に何度も秒単位で起きるときは、「神経圧迫症候群」の可能性があります。

内耳の神経は脳幹から伸びて側頭骨のなかに入ります。この脳幹から出たところで内耳の神経を血管が横切っていて、内耳の神経と血管の間には隙間があいています。

ところが加齢とともにこの隙間が狭くなり、内耳の神経と血管が触れたり、圧迫したりすることがあります。このとき神経と血管の間や脳幹に雷のような短時間の放電現象が起こると考えられています。

それが、「パチパチ」「チリチリ」「バリバリ」「ビリビリ」といった雷のような耳鳴りを起こします。同時に、クラクラしたり、フワフワしたりするようなふらつき感も起きます（「浮動性めまい」といいます）。

下を向いたときや、耳鳴りがする側に頭を傾けたとき、耳鳴りがする側を下にして横になったときなどに耳鳴りが強くなることがあります（これを「頭位性耳鳴」といいます）。

難聴もありますが、軽度なことがほとんどです。

こういった耳鳴りやめまいが1日に何度も起こります。多くは1日に数回から数十回ですが、最大で100回以上も症状が出た患者さんもいます。内耳道を主体とした精細なMRI検査で、診断の根拠となる所見が得られます。

治療は、抗てんかん薬を処方します。ほとんどの場合、症状が軽減したり、消えたりします。

効果がないときには、脳神経外科で開頭手術をして、圧迫している神経と血管の間に絶縁体を入れることもあります。ただ、開頭手術によるリスクや聴神経を触れることによる聴覚障害の恐れもあるので、医師との相談が必要です。

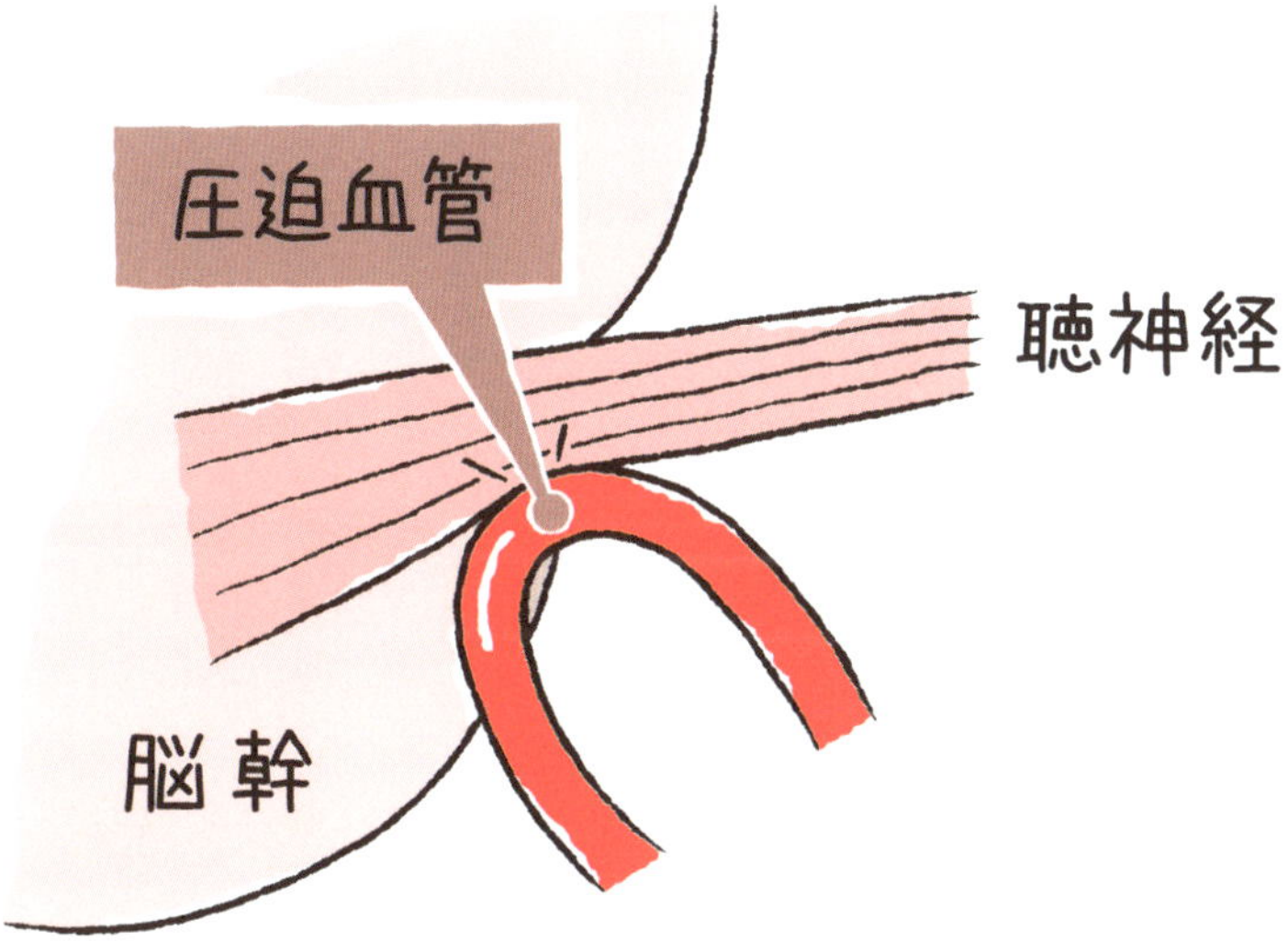

多くの人が体験している「航空性中耳炎」の対策法

気圧の変化で激しい耳痛と耳閉感

いまや国内も海外も、旅行や仕事に行くのに飛行機を使うことは当たり前の時代です。

飛行機の機内は飛行中に気圧が下がります。1万メートルの高度を飛行しているとき、機内は富士山の7合目と同じくらいの気圧になります。飛行機が空港に近づくと機内の気圧は上がってきます。

このとき、風邪や鼻炎や咽頭炎などになっていると、鼓膜が上がってくる気圧に押し込まれて、激しい耳痛と耳閉感が出てきます。これが「航空性中耳炎」です。

短時間で症状がおさまることがほとんどですが、適切な治療や対処をしないと数時間から数日間も症状が続くことがあります。さらに重症になると耳痛が激しくなったりします。

通常は、唾液を飲んだりすると、耳と鼻の気圧を調整する耳管が開いて、耳痛も耳閉感もとれます。

ところが、のどや鼻の炎症が強いと耳痛や耳閉感は簡単にはとれず、何時間もつらい症状が続くことになります。

私は、大手民間航空会社の客室乗務員（CA）訓練生の教官を20年以上やっていました。今もパイロットの医学適性検査の診察をおこなっています。

かつて5年間にわたる2000人を越えるCAのデータから、航空性中耳炎は季節によって増減することがわかりました。12月から4月に増加傾向があり、とくに2〜3月がピークになっていました。

なぜでしょう？

航空性中耳炎は、鼻炎と咽頭炎によって気圧の調節をする耳管の出入り口が腫れてしまいます。そのため飛行機の下降時に気圧調整ができず、症状が出てしまうのです。とくに2〜3月は、インフルエンザの流行と、花粉症の発症が重なる時期なので、航空性中耳炎も増えるのです。

スキューバダイビングでもまったく同じことが起こります。潜水中から耳閉感が出て、海面に上昇するときにも耳閉感と難聴、ときには激しい耳痛が起きます。

身近なところでは、超高層ビルのエレベーターでも同じことが起こります。エレベーターで上昇していくときに耳閉感が起きますが、人によってはエレベーターから降りてもその症状がとれず、聞こえも悪くなります。

登山でも起こります。飛行機の機内と同じように、気圧の変化に対応できないせいで耳に症状が出出るのです。

すぐにできる簡単な対策法

このような気圧の変動に対する簡単な対策法がいくつかあるので、やってみてください。

①飛行機に乗る前や潜水の遅くとも15〜30分前に、血管収縮剤の入った点鼻薬を使用します。点鼻薬は、あごを上げ、入れる鼻の穴の方を下にして首をかしげ、点

鼻薬がのどに落ちるように3～4回滴下します。反対側の鼻も同様に滴下します。

②耳閉感がとれなくて耳が痛くなった場合は、耳の後ろの生え際と耳介（耳の外に出ている部分）の後ろにある硬い骨のあいだを温めると、耳のなかにある空気が膨張して気圧が調整できます。手の平サイズの携帯用カイロをハンドタオルで包み、耳の後ろを10分くらい温めると簡単に空気を膨張させることができます。お風呂に入り、耳の後ろまでお湯につかって10分くらい温めるのも効果的です。

③飛行機の下降時にはアメをなめたり、ガムをかんだりします。ツバをつねに飲み込む状態にすると気圧を調整できます。

高度の鼻中隔弯曲症や、高度のアレルギー性鼻炎がある人は航空性中耳炎を起こしやすくなります。何度もくり返し航空性中耳炎になるときは、耳鼻咽喉科で診察と検査を受けてみることをおすすめします。

病状によっては内視鏡を用いた鼻内手術をしたほうがいい場合もあります。手術はそれほど難しいものではないので、耳鼻咽喉科を受診してみてください。

内耳の窓が破裂して起こる「外リンパ瘻《ろう》」

内耳の圧力の変化でリンパがもれる

「外リンパ瘻」は、内耳の外側と内側の圧力が変わるようなときに、内耳の膜が破れてリンパ液がもれ、めまい、耳鳴り、難聴が起こる病気です。

たとえば、飛行機の高度が変化したとき、トイレで力んだとき、強く鼻をかんだとき、重い荷物を持ち上げたとき、超高層のビルのエレベーターで気圧が変化したとき、スキューバダイビングで潜水をしたときなど、耳管を通して鼓膜の内側の圧力が変わったときに起こります。また、くしゃみを途中で止めたときや、出産のなどで強い腹圧がかかったときなどに内耳にある小さな膜が破れると、リンパがもれてきます。しかし、現状は誘因がわからないことが多いのです。

この小さな膜には正円窓と卵円窓があり、2つあわせて「内耳窓」と呼ばれるため、かつては「内耳窓破裂」と呼ばれたこともあります。

外リンパ瘻は、この膜が破れるときの音が「パチッ！」と聞こえるといわれています。しかし、実際にこの音が聞こえるのは全体の7%弱という報告があり、じつはそれほど多くありません。

難聴は、いきなり悪くなることもありますが、だんだん悪くなったり、よくなったりしながら悪くなっていくという特徴があります。

外リンパ瘻が疑われるときは、聴力が失われる恐れがあるので、すぐに治療を開始する必要があります。くしゃみをしたり、力んだりしたのがきっかけで聞こえにくくなったというときは、すぐに受診しましょう。

破れた内耳膜は自然に再生することも多いのですが、再生されずに難聴がどんどん悪化するケースもあります。この場合、聴力の低下を防ぐために早めの手術が必要です。発症から遅くとも2週間以内がベストです。

手術後は、まれに手術でふさいだ部分が再び破裂してしまうことがあるので、激しい運動などをしないように気をつけましょう。

手術ができない場合は、末梢神経へのビタミンや血流改善薬などの薬で治療をおこないながら、ベッドの上半身を「頭を心臓より高くして寝る」（ファーラー位といいます）ようにして安静を保ちます。

内耳窓破裂［外リンパ瘻］

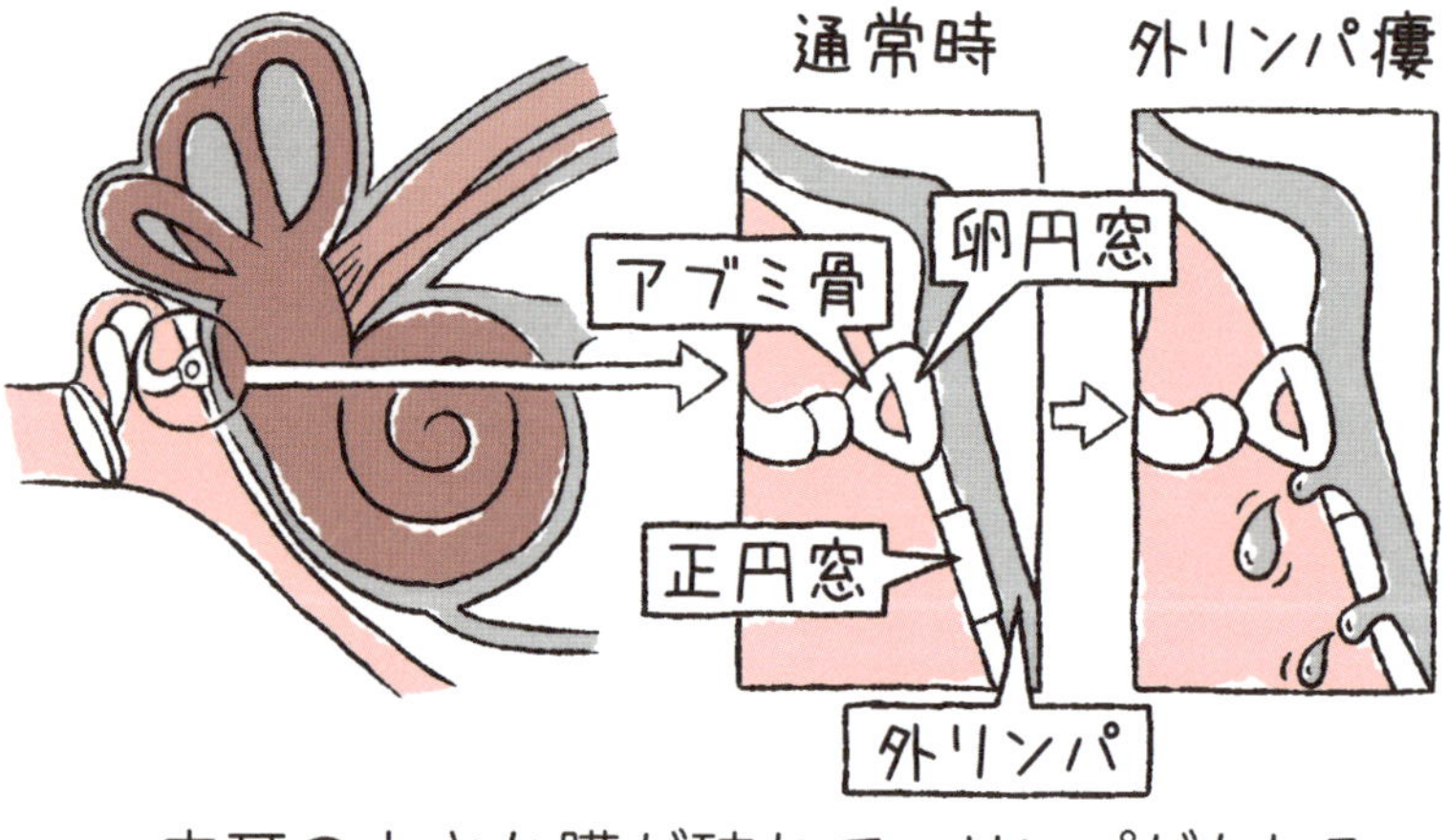

内耳の小さな膜が破れて、リンパがもれる

糖尿病は〝内耳〟の万病のもと

意外に知らない耳にも及ぼす糖尿病の合併症

「糖尿病は万病のもと」といわれます。糖尿病で高血糖の状態が長く続いた場合、いろいろな合併症が起こるからです。

「神経障害」「網膜症」「腎症」が糖尿病の三大合併症です。それ以外にも脳梗塞、脳出血、白内障、緑内障、狭心症、心筋梗塞、胆のう炎、皮膚感染症、排尿障害など、さまざまな病気のもとになります。

糖尿病が引き起こす合併症は全身に影響を及ぼします。内耳にも影響を及ぼすのです。

糖尿病があると、めまいや難聴が起こりやすくなります。それにともない耳鳴りも起こりやすくなります。糖尿病が細い血管の代謝を悪くし、細い血管から先の細胞に栄養を与えられなくなるせいで細胞に障害を与えるからです。とくに内耳には細い血管（毛細血管）が密集しているので、内耳に障害を起こしやすいのです。

たとえば、糖尿病は動脈硬化を進めるため、血糖値のコントロールがうまくいっていないと加齢性難聴が健康な人より早くから進みます。それにともなって耳鳴りも起こります。さらに血糖コントロールができていない人は、難聴がどんどん悪くなっていきます。

糖尿病の人が突発性難聴になることもめずらしくありません。突発性難聴になった場合、治療にはステロイド薬の投与をおこないますが、ステロイド薬は血糖値を上げるため、入院して血糖コントロールをおこなうことも必須になります。

ところが糖尿病の人はこのような治療をしても、糖尿病でない人とくらべると聴力の回復がよくないことが統計的にわかっています。

糖尿病は細い血管に影響を与えるだけでなく、細い神経にも影響を与えます。それが自律神経です。急に立ち上がると立ちくらみ（起立性調節障害、１１０ページ）を起こしやすくなり、「発汗異常」や「便秘・下痢などの便通異常」「ＥＤ（勃起不全）」が起こることもあります。

糖尿病の人はめまいも起きやすい

血糖値のコントロールがうまくできないままでいると、糖尿病と診断されてから20年以内に患者さんの約90%に何らかの神経障害が生じます。

とくにめまいは要注意。足の裏や足首、腰などの神経や筋肉の感覚が鈍くなるので、振動に対する感覚が低下し、よろけやすく、フワフワとしたふらつきが出てきます。それで、ちょっとした段差でよろけたり、階段をふみはずしたりします。また、正座をしたときのようなしびれ感が出ることもあります。

このような症状に対処するには、徹底した血糖コントロールがなによりも重要です。糖尿病の専門医を受診し、治療を受けましょう。

糖尿病は、初期には自覚症状がないという特徴があります。早期発見のためには、定期的な全身の健康診断をおこなうことも大切です。

3

めまいのさまざまな症状と対処法

いちばん患者さんが多い「良性発作性頭位めまい」

朝起きて立ち上がろうとしたときに突然発症

めまいで急患室を訪れる患者さんの約半数は「良性発作性頭位めまい症」です。もっとも多いめまい症です。

多くの患者さんは、朝起きようとして体を動かしたとたん、まわりや自分がぐるぐる回っているようなめまいが起きます。動かないでいれば、数秒から1分、長くても2分以内にめまい感は消えるのですが、また起き上がろうとすると同じようなめまいが起きます。

めまいは天と地がひっくり返る感じがするほど激しいのですが、しゃべることもできるし、一度起き上がれば歩くこともできます。

難聴も耳鳴りもなく、手足のしびれもありません。

歩くとき多少ふらついた感じがすることがありますが、日がたつにつれてだんだん症状が軽くなっていくのが特徴です。

はがれ落ちた耳石が転がって神経を刺激

良性発作性頭位めまい症の原因はまだ詳しくはわかっていませんが、「浮遊耳石」が原因と考えられています。

まず、私たちが自分の体の傾きを知るしくみを説明しましょう。

私たちの耳のなかには「耳石器」というお

皿のような「うつわ」があります。

そのお皿の上には、電子顕微鏡で見ないとわからないくらいに小さい「耳石」が何万個も敷きつめられています。

この耳石の層の下には神経細胞の層があって、体が傾いたときに上に乗っている耳石の層も傾きます。

すると、下にある神経細胞が反応して、頭や体の位置情報を脳に伝えるのです。

つまり、耳石器はやわらかい歯ブラシの上に歯みがき粉を乗せた感じです。耳石器が傾けば、耳石にあたる歯みがき粉もズレて傾きがわかるのです。

良性発作性頭位めまい症は、この耳石がなんらかのきっかけではがれ落ち、浮遊耳石となって三半規管に転がり、動き回って神経を刺激するせいで起きるのではないかと考えられているのです。

良性発作性頭位めまい症が起きるメカニズム

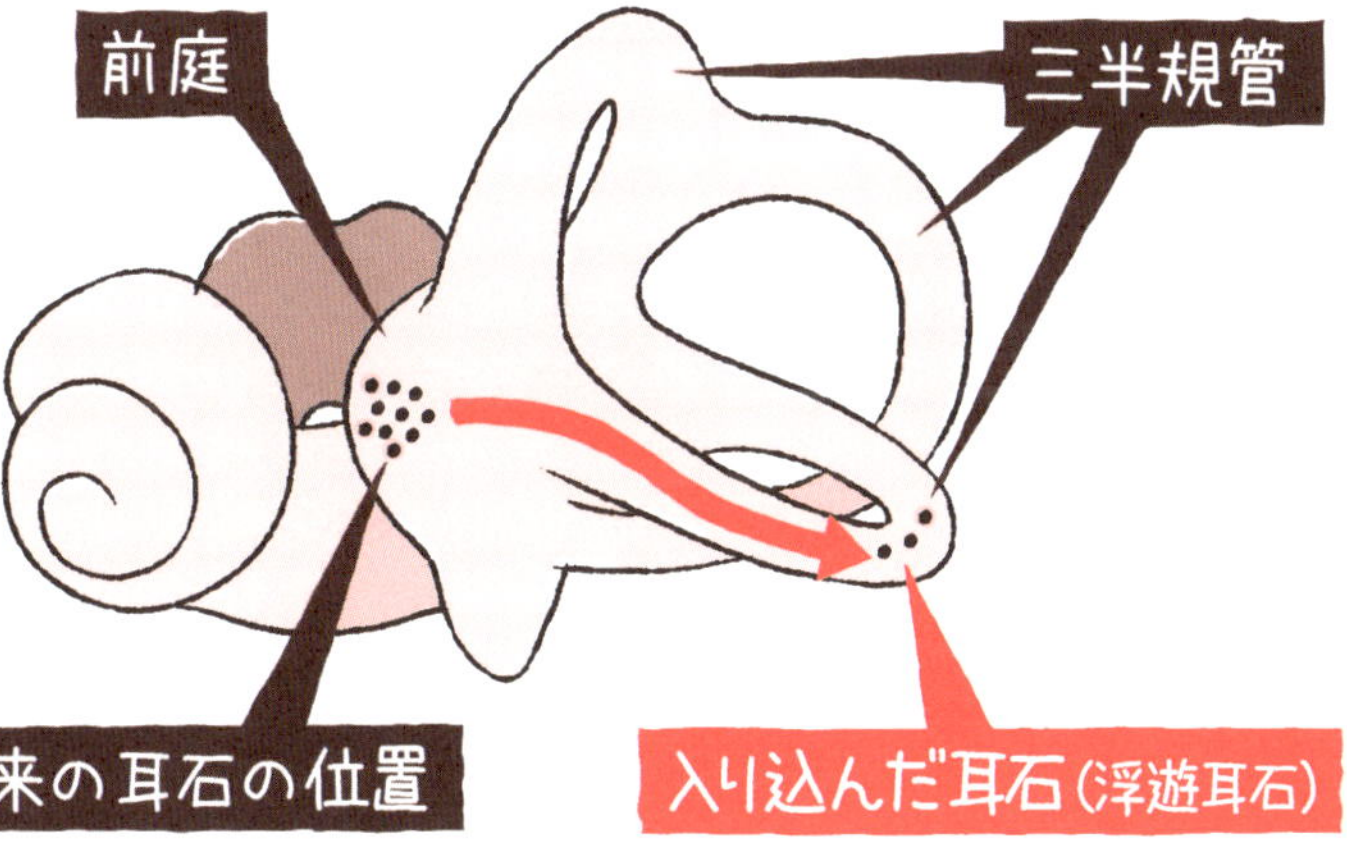

でも、耳石がはがれ落ちることは特別なことではありません。どんな人も、寝ているときでも、普段の生活をしているときでも、耳石は何個も内耳のリンパにこぼれ落ちています。じつは、はがれてしまった場所には、また新しい耳石ができます。耳石は新陳代謝するんですね。

ただし、はがれ落ちた耳石が異常に多いと、大きなかたまりとなって三半規管に入り込んでしまうことがあります。

このかたまりが三半規管にある回転感覚のスイッチを入れてしまい、めまいを引き起こすのです。

女性は閉経前後に多い

良性発作性頭位めまい症は、女性では閉経前後に多く起こることが知られているのですが、これは骨粗しょう症と関連があるのではないかといわれています。

耳石は骨と同じ成分でできているので、骨が弱くなることで耳石がはがれやすくなるのではないか、ということです。女性ホルモンとも関連があるかもしれません。

また、運動不足の人、低反発枕や軟らかすぎるベッドを使っていて寝返りの回数が少ない人、ストレスのせいで体が固まっていて寝返りが少ない人、幼児やパートナーとの添い寝や、いつも同じ方向の横向きで寝ている人なども良性発作性頭位めまいが起こりやすくなるといわれています。

暑い夏や、運動で体が脱水ぎみのときに良性発作性頭位めまい症の症状が起きることもあるので注意が必要です。

「良性発作性頭位めまい」には「寝返り体操」が有効

耳石を1カ所に集中させない

耳石と聞くと河原にあるような小石をイメージしませんか？　実際は、赤ちゃんのおしりにつける天花粉のような白い微細な粉のようなものです。

そして、この耳石は、半規管のなかで揺らすと散らばります。一部はまるで角砂糖のような感じで溶けていきます。

耳石はかたまりだと悪さをするのですが、散らばってバラバラになると力がなくなってしまうのです。

つまり、耳石を大きなかたまりにしないようにするためには、頭を動かして、浮遊した耳石をバラバラにして移動させ溶かせばいいというわけです。そうすることで、めまい感を軽くすることができます。

これは、「浮遊耳石置換療法」として、治療にもちいられています。

治療で、はがれ落ちた耳石を戻します

「浮遊耳石置換療法」は、代表的なものに「エプリー法」と「レンパート法」があります。

浮遊耳石が後半規管に入り込んだ場合に効果があるのが「エプリー法」、外側半規管に入り込んだ場合に効果があるのが「レンパート法」とされ、どちらも開発した医師の名前がつけられています。

ただ、最近は、私はどちらも治療に取り入

れていません。

　なかでも「エプリー法」は、かつては浮遊耳石置換療法の代表格でした。ところが、以前、私自身が、夜中の冷房のかけすぎで固まって寝た明け方に、後半規管型の良性発作性頭位めまい症になりました。そのとき、自分でエプリー法をおこなってみたところ、頭を動かす角度を間違ってしまい、嘔吐をくり返しました。ものすごくつらい思いをしたので、それ以来、患者さんにもおこなうのをやめました。

「レンパート法」も、以前、めまいの学会でレンパート医師に会ったとき、本人から「もう自分ではレンパート法を治療としておこなっていない」という衝撃的な告白を聞いたからです。まわりでも、積極的におこなう医師は少なくなっています。

　今、私がもっとも簡単で有効な改善法と考えているのは「寝返り体操」と「非定型的頭位療法」（反復運動）です。

自分で簡単におこなえます

「寝返り体操」は、図のように起床時にあおむけの状態でおこなう運動です。頭を動かすことで耳石が転がってリンパに溶けて、めまいが起こらなくなると考えられています。

「非定型的頭位療法」は、難しい名前ですが、やり方は簡単です。めまいがしたら、その手前の動作に戻し、それを5往復するというものです。つまり、反復運動です。

　たとえば、起き上がった瞬間にめまいがしたら、「もう一度寝て、また起きる」という動作を5往復します。

　また、頭をまっすぐから右下に向けたときにめまいがしたという場合は、「もう一度頭

良性発作性頭位めまい予防「寝返り体操」

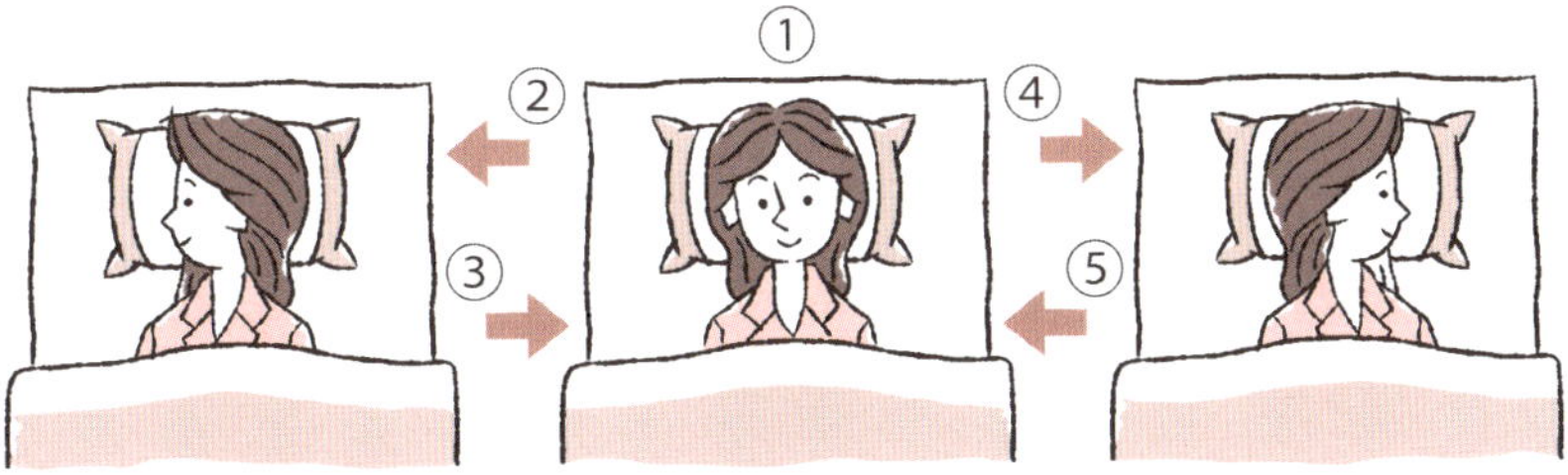

それぞれ10秒ずつ、朝晩3往復おこなう

① あおむけの姿勢
② 頭部のみ右を向く
③ あおむけに戻る
④ 頭部のみ左を向く
⑤ あおむけに戻る

をまっすぐにして、右下を向く」という動作を5往復します。

5往復だけすればOKです。10往復する必要はありません。なぜなら、検証の結果、5往復も10往復も効果は同じだったからです。

どちらも自分でできる簡単な方法ですが、日を追うごとに症状が改善していくのを実感できるはずです。

再発をくり返す人は寝具をチェック

良性発作性頭位めまい症は、〝良性〟と名前がつくくらいですから、患者さんのほとんどは、わりとすぐに症状が改善したり、解消したりします。なかには、転倒や交通事故で頭を激しくぶつけた瞬間に耳石器から耳石が大量に飛ばされて良性発作性頭位めまい症になり、症状が数カ月も続くといったケースもありますが、多くの患者さんは数日から2～3週間程度で改善します。

ところが、良性発作性頭位めまい症を何度もくり返す患者さんがいます。

じつは、その人たちには特徴があります。ほとんどの場合、生活習慣に原因があるのです。

いちばん重要なのは「寝具類」です。「やわらかいベッド」を使っていませんか？

やわらかいベッドは快適に思えますが、やわらかすぎるベッドは寝返りがしづらくなるので要注意です。

寝ている間にも耳石器から耳石が落ちています。私たちは普段、寝ているときに何度も寝返りを打つので、耳石は1カ所に積もることはありません。ところが、寝返りをあまりしない人は、耳石が1カ所に積もっていきます。まるで鍾乳洞の鍾乳石のように積み重なっていくのです。そうすると、その積み重なった耳石は大きなかたまりとなり、それが起き上がったときに三半規管のなかに移動して刺激し、ぐるぐる回るような激しいめまいを引き起こすのです。

「枕」はとくに重要です。枕もベッドと同じように、やわらかすぎると寝返りの妨げになります。

また、「低すぎる枕」もよくありません。枕が低すぎると耳石が1カ所にたまりやすくなり、起き上がったときに三半規管に移動しやすくなるからです。

良性発作性頭位めまい症をくり返している人は、枕を1・5～3センチ高くしてみてください。新しい枕を買う必要はありません。タオルを3～4枚重ねて高さを調整すればOKです。

寝返りができなくなるという点では、「重

すぎる掛布団」も問題です。何度もくり返し良性発作性頭位めまい症を起こすという人は、専門店に相談するなどして、寝具を見直してみることをおすすめします。

カルシウムをじゅうぶんにとり日光浴と運動を心がけよう

また、食生活も大切です。

前述したとおり、耳石は骨と同じ成分でできているので、閉経前後に女性ホルモンが減少したり、骨粗しょう症になったりした女性に良性発作性頭位めまい症が多いという報告があります。

骨粗しょう症を予防するために、カルシウムの摂取を心がけましょう。牛乳、小魚、煮干し、ピーナッツなどカルシウムの多い食品を積極的にとります。さらに、日光に1日最低10分以上はあびるようにします。日光をあびると体内にビタミンDができて、丈夫な骨が作られるのです。曇りの日でも外に出るだけで必要な日光を得られます。

運動習慣のない人は骨粗しょう症になりやすいので、運動することがとても大切です。

ただし、内耳はリンパという液体で満たされていて、この成分が変わると耳石にも影響が出てきます。真夏や暑い環境で運動や仕事をすると体に水分が足りなくなり、耳石器から耳石がはがれやすくなります。脱水状態にならないように、スポーツドリンクなどで水分をとるように心がけましょう。

冬も油断できません。冬は湿度が下がって空気が乾燥するため、肌から多量に水分が抜けていきます。これも脱水のきっかけになります。乾燥を防ぐために、お風呂あがりや寝る前に水を1杯飲むといいでしょう。

働き盛りの女性に増えている「メニエール病」

めまいの代表的病気だが、実際に確定診断されるのは1割程度

「メニエール病」は、約150年前にメニエールという医師が報告した、めまいと難聴が起こる病気です。

かつては働き盛りの男性が多かったのですが、最近は働き盛りの女性も増えています。高齢者もメニエール病にかかり、私の患者さんには、何度も発作をくり返している90歳以上の人もいます。一方で、思春期の患者さんもいます。要するに、年齢に関係なく発症する病気ということです。

ただ、メニエール病はめまいを起こす病気の代表と思われていますが、めまいを訴える人のうちメニエール病と確定診断されるのは1割くらいです。患者さんの数はそれほど多くないのに病名の印象が強いのは、症状が激しいからでしょう。

メニエール病はある日突然起こります。典型的な症状は、片方の耳に膜が張ったような感じ（耳閉感）がして、耳鳴りや低音部の難聴が起こり、ぐるぐる回るようなめまいに襲われます。少しでも頭を動かすと吐き気がして、ときには嘔吐をくり返すこともあります。

一度めまい発作が起こると、数十分から6～7時間おさまりません。そして、このめま

い発作をくり返します。くり返すたびに難聴も強くなり、放置していると難聴はひどくなっていきます。

発症の謎を解き明かす!?「シモヤケ理論」

メニエール病は、内耳がむくんだ状態（内リンパ水腫）になることが原因だといわれています。むくんだ部分が神経を刺激して症状が起きるのです。

ところが、このむくむ理由がいまだにわかっていません。

メニエール病は謎だらけです。いまだにその発症メカニズムはわかっていません。

ただ、メニエール病の患者さんには共通点があって、「几帳面でまじめ」「責任感が強い」「他人に頼ることができない」「神経質」「仕事が忙しすぎる」といった人が多いのです。

つまりメニエール病の発症にはストレスがかかわっていて、過度なストレスによって自律神経のバランスが乱れることが大きな要因のひとつだと考えられています。

私はメニエール病の発症の謎を解き明かそうと、8年以上もかけて患者さんのいろいろな自律神経の基礎データを集めてきました。

そして、発症直前と発症直後のデータを比較したとき、症状が出る前に交感神経が異常な興奮状態になることを見いだしました。そこで、ある理論を思いつきました。

そのきっかけになったのは、メニエール病の治療をしていた50代の男性Hさんです。

Hさんは、メニエール病の診断を受けてす

でに1年が経っていました。最初のころよりは激しいめまい発作は起こらなくなっていましたが、耳が詰まるような耳閉感と左側の難聴は続いていました。そして、起床時に耳閉感と頭が重い感じがあると、その数時間後にめまい発作が起こります。あわせて、ひどい肩こりや首こりもあったそうです。

めまい発作を止めたいということで、私が診療することになりました。

話を聞いてみると、Hさんは部長で、職場では経営者と部下の狭間で苦しんでいるということがわかりました。

そこで、ストレスを解消するための生活指導をおこない、内服薬も処方しました。さらにひどい睡眠障害と不安神経症、自律神経失調症の症状もともなっていたため、心療内科も受診してもらいました。

すると、めまい発作はなくなり、約1年で自律神経検査も異常はなくなりました。ところが、すべての薬をやめて数カ月後に、また激しいめまい発作に見舞われたのです。

そこで、Hさんがめまい発作の予感がしたときに自律神経の検査をしてみました。すると交感神経機能が異常に興奮していたのです。

私はこれをきっかけに、9人の患者さんの自律神経機能の測定をおこない、安定期とめまい発作前を比べてみました。すると、なんと全員、めまい発作前に交感神経機能がいちじるしく異常興奮していたのです。

そこで私は「これは、〝シモヤケ〟に似ている」と、ひらめきました。

シモヤケは、寒さで手足の先が赤く腫れてかゆくなります。これは、寒さの刺激で手足の指の交感神経に異常な興奮が起こり、それが指先の血管を締めつけ、そのときに漏れでた血液内の成分が指先のむくみやかゆみを引き起こすというメカニズムで起こります。

じつは、内耳の血管の構造も指先の血管ととても似ています。

もともとメニエール病は心身のストレスが原因で発症することはわかっていました。そこから、シモヤケは寒さが刺激になるけれど、メニエール病の場合はストレスが刺激となって交感神経の異常な興奮を起こすのではないかと考えたのです。その異常な興奮が内耳の血管をしめつけ、そのせいで、シモヤケと同じように毛細血管から血液成分が漏れ出て、内耳をむくんだ状態にするのではないかと推察しました。

こう考えると、ストレスからくるめまいや難聴の発症を説明できます。私はこれを「シモヤケ理論」と名づけました。

まだ症例が少ないので、もっと研究を進める必要があります。もっとも、すでに米国・UCLAからこの理論を裏づけるような基礎データが出ているので、どんどん解明が進められていくかもしれません。

もしも、この「シモヤケ理論」が正しいことが明らかになれば、メニエール病の発作を予防するためにはストレス解消と血液循環の改善が必要ということがもっと重要視されるようになっていくでしょう。

メニエール病の治療は〝2年以内〟が重要

突然発症するのはメニエール病も突発性難聴も同じですが、突発性難聴は一度しか起きないのに、メニエール病はくり返して起こります。

早く見つけて治療することが大切で、長引くと再発をくり返し、難聴がどんどんひどくなっていってしまいます。

ぐるぐると回るようなめまいが起きると、真っ先に「メニエール病では？」と思うかもしれませんが、メニエール病によく似た病気もあるため、検査をおこなって診断します。

最新のメニエール病の確定診断のためには、高精細な内耳の画像を検出できる3テスラMRIが必要です。撮影4時間前に造影剤を注射するのが特徴的です。喘息発作や腎不全や造影剤のアレルギーのある人はできません。

メニエール病は、発症してから2年以内が大切だといわれています。2年以内に自分の生活習慣を見直し、ストレスのマネジメントや運動習慣を身につければ、めまい発作は減ってきて、改善へと向かっていきます。

逆に、2年以上、対策をとらずにいると、症状が悪化したり、日常生活に支障が出たりすることがあるので注意が必要です。

治療の伝家の宝刀は「ピレチア細粒」®

治療では、めまい発作を抑えるための薬を飲んだり、ストレスを軽減するための指導をおこなったりします。

薬にはいろいろな種類があります。めまい発作に対して使われるのは、ステロイド薬、利尿剤、血管拡張剤、ビタミンB12などが多いのですが、吐き気が強い場合は乗物酔いの薬として知られている「トラベルミン®」がよく使われます。

私にはこだわりの薬があって、このトラベ

ルミンの代わりに「ピレチア」を使っています。薬品名はプロメタジンといいます。

　これは古くからある薬で、かつては花粉症の薬としても使われていました。いまでも、風邪薬の「ＰＬ顆粒」にも入っています。ＰＬ顆粒のＰはピレチアのことです。抗ヒスタミン薬で、トラベルミンよりも高い抗ヒスタミン作用を持ち、鎮静作用と抗浮腫作用と制吐作用（吐き気をおさえる）があります。このピレチアは、米国ではメニエール病治療の最初に使う薬として処方されているそうです。

　なかでも私は「ピレチア細粒®」にこだわっています。それは、メニエール病の発作が起こりそうな予感のあるときに、いつでもどこでも水なしでも飲めるからです。５ミリグラム錠剤もあるのですが、５ミリグラム細粒のほうが吸収が早いという利点もあります。

　そして、めまい発作の予感がして薬を飲むときは、飲み方にも工夫が必要です。ふだん薬を飲むとき、錠剤と水を口に入れて頭を後ろに傾けて飲むと思いますが、その動作がめまい発作を引き起こしてしまうのです。細粒なら、手の平に置いて舌でなめることができ

プロメタジン（ピレチア細粒®）の飲み方

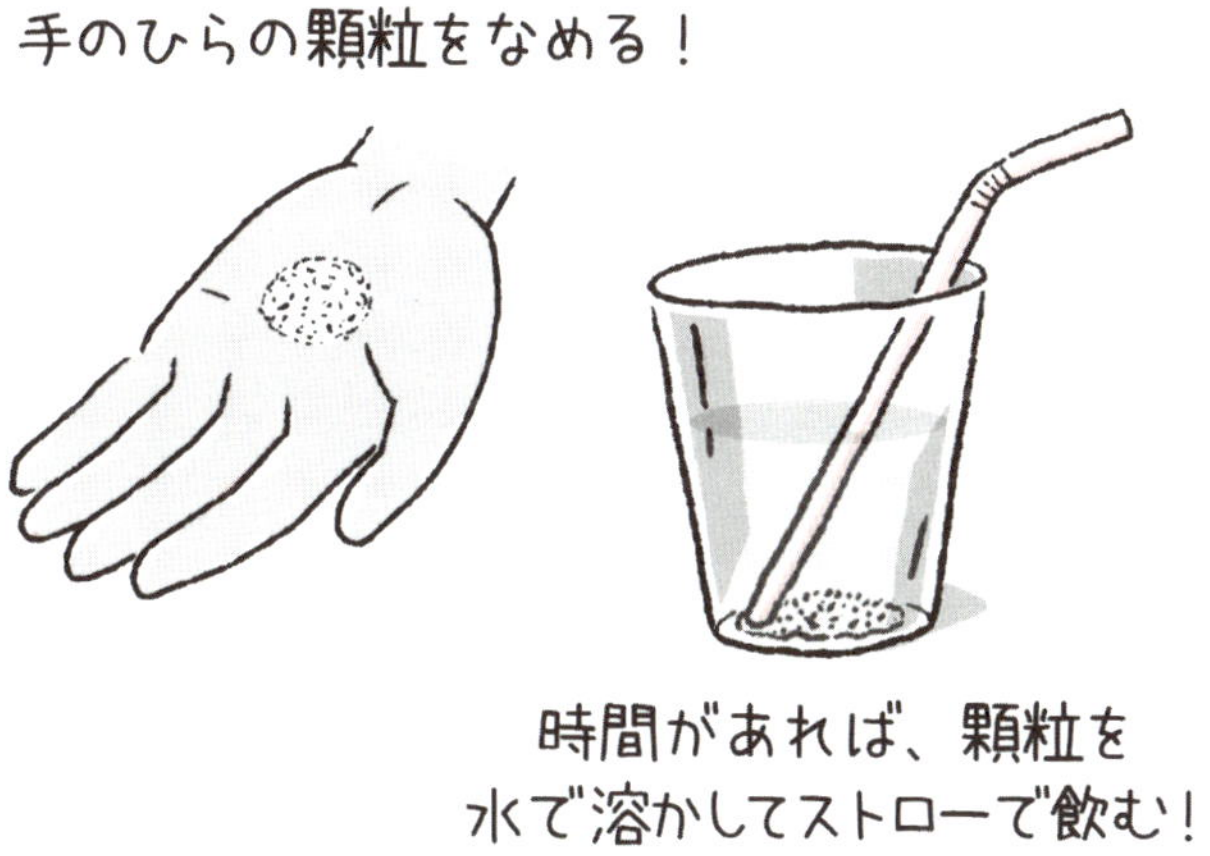
手のひらの顆粒をなめる！
時間があれば、顆粒を
水で溶かしてストローで飲む！

ます。こうすると頭を後ろに倒すことがないので、めまいを引き起こさずにすみます。

メニエール病のめまい発作が起きてしまったあとでも、このピレチア細粒は効果を発揮します。ピレチア細粒5ミリグラムで1包～3包をなめれば、30分から1時間くらいでめまいは治まってきます。それでもまだめまいがつらければ、1時間ごとに薬を使えます。

ちなみにＮＡＳＡの宇宙飛行士が宇宙酔いになったときに使う薬もピレチアです。ただし、量はなんと50ミリグラムです。ということは、それだけ安全性が高いということです。


ピレチアの最大の欠点は眠くなってしまうことです。風邪薬のＰＬ顆粒で眠気が出るのはこのピレチアのせいです。

しかしながら、メニエール病の場合は睡眠障害がある患者さんが多いので、眠気が出るのは欠点とはいえません。寝る前にピレチア細粒を飲むと睡眠が深くなるからです。

ピレチアは睡眠薬ではなく、単なる抗ヒスタミン薬なので、習慣性もなく依存性もありません。そのためかイギリスでは、10ミリグラムが習慣性のない睡眠薬として用いられます。私はメニエール病の患者さんに、ピレチア細粒を財布やバッグのなかやベッド脇、職場のデスクなどあちらこちらに置いてもらって、めまい発作の予感がしたらすぐに飲むようにしてもらっています。

私は、ピレチア細粒は、めまい発作や耳閉感を軽減できるうえに睡眠障害の改善にも効果があるので、メニエール病の「伝家の宝刀」として治療の切り札だと考えています。

原因不明の慢性めまいは「ＰＰＰＤ」かも？

国際学会で定義された新しいめまい

今まで原因不明の慢性のめまいに悩まされているという人は、ＰＰＰＤかもしれません。ＰＰＰＤは、めまいを専門に扱う医師の間でホットな話題になっている病気です。海外でも日本でも、原因不明のめまいのなかでもっとも多いのがＰＰＰＤであるという報告がたくさんあるからです。

ＰＰＰＤは「Persistent Postural-Perceptual Dizziness」の略で、日本語訳では「持続性知覚性姿勢誘発めまい」。２０１７年に、めまいの国際学会（Ｂａｒａｎｙ学会）で定義した新しいめまいの概念です。体の動きや視覚が刺激となって起こり、立っていると症状が悪化するめまいで、３カ月以上続くというのが特徴です。

めまいの国際学会によって定義されたＰＰＰＤの診断基準をご紹介しておきましょう。以下のＡ～Ｅのすべてにあてはまる場合、ＰＰＰＤと診断されます。

(A) 浮遊感、不安定感、非回転性めまいのうち1つ以上が、3カ月以上にわたってほとんど毎日存在する。

① 症状は長い時間（時間単位）持続するが、症状の強さに増悪《ぞうあく》・軽減がみられることがある。

②症状は1日中持続的に存在するとはかぎらない。

(B)持続性の症状を引き起こす特異的な誘因はないが、以下の3つの因子で増悪する。

①立位姿勢。

②特定の方向や頭位に限らない能動的あるいは受動的な動き。

③動いているもの、あるいは複雑な視覚パターンを見たとき。

(C)この疾患は、めまい、浮遊感、不安定感を引き起こす病態、あるいは急性・発作性・慢性の前庭疾患、他の神経学的・内科的疾患、心理的ストレスによる平衡障害が先行して発症する。

①急性または発作性の病態が先行する場合は、その先行病態が回復するにつれて症状は基準Aのパターンに定着する。しかし、症状は初めに間欠的に生じ、持続性の経過へと固定していくことがある。

②慢性の疾患が先行する場合は、症状は緩徐に進行し、しだいに悪化していくことがある。

(D)症状は、顕著な苦痛あるいは機能障害を引き起こしている。

(E)症状は、他の疾患や障害ではうまく説明できない。

この診断基準は、PPPDを理解するにはかなり難しい内容かもしれません。一方、新潟大学耳鼻咽喉科で考案した問診票は、もっと簡単に、具体的にPPPDの症状の概要がわかるので、それもここで紹介しておきます。

72点満点で、合計点が27点以上はPPPD

の可能性がかなり高くなります（100～101ページ）。

ＰＰＰＤは、他の疾患や、パニック発作、不安、脳しんとう・むち打ち症、自律神経障害などによって引き起こされることも多いため、患者さん自身が発症時期をはっきりわからないことが少なくありません。

また、ほとんどの患者さんは、毎日のように症状がでます。症状は1日のなかで夕方になるにつれて強くなる傾向があります。うつ病の場合は朝方に症状が強く、夕方になるにつれて症状が軽くなるので、それとは逆ということになります。

ＰＰＰＤの患者さんは30～40代の女性がやや多いようです。ストレスや睡眠障害が関係することも多く、天候の変動によって起きる人もいます。

私が診察したなかでは、めまい発作のあとホットヨガによってＰＰＰＤが発症したり、症状が悪化したりした患者さんが約1割ほどいました。これは、蒸し暑い環境のなかで運動したことによって、自律神経機能に負担がかかったためだと考えられます。

ＰＰＰＤについてはまだ詳しくは解明されていませんが、空間認知や恐怖感、中枢の自律神経にかかわるネットワーク（ＣＡＮ）がうまく働かなくなっている可能性があります。

治療は、抗うつ剤の投与や、体の不安定性を改善するリハビリ、考え方を変えてストレスを解消する精神療法（認知行動療法）などが有効といわれています。

現在のところ、認知行動療法が必要な場合は、それを専門に扱っている心療内科か精神神経科で治療をおこなうことになります。

Q6. 丸椅子など、背もたれや肘掛けのない椅子に座った状態を保つ

0　1　2　3　4　5　6

Q7. 何も支えなく、立ったままの状態を保つ

0　1　2　3　4　5　6

Q8. パソコンやスマートフォンのスクロール画面を見る

0　1　2　3　4　5　6

Q9. 家事など、軽い運動や体を動かす作業をする

0　1　2　3　4　5　6

Q10. 本や新聞などの細かい文字を見る

0　1　2　3　4　5　6

Q11. 比較的速い速度で、大股で歩く

0　1　2　3　4　5　6

Q12. エレベーターやエスカレーターに乗る

0　1　2　3　4　5　6

（新潟大学耳鼻咽喉科）

めまいの問診票

　このアンケートは、あなたのめまいやふらつきの症状を詳しく知るためのものです。以下の項目について、症状の程度を0から6の7段階で評価し、あてはまる数字に○をつけてお答えください。めまいが強くなるため、そのような動作を避けている場合には、6（耐えられない）に○をつけてください。症状が変動する場合には、ここ1週間でもっとも症状が強かったときの状態で評価し、○をつけてください。

例）　何も感じない　　　　　　　　　耐えられない

0　1　2　3　4　⑤　6

Q1. 急に立ち上がる、急に振り向くなど、急な動作をする

0　1　2　3　4　5　6

Q2. スーパーやホームセンターなどの陳列棚を見る

0　1　2　3　4　5　6

Q3. 普段通りに自分のペースで、歩く

0　1　2　3　4　5　6

Q4. ＴＶや映画などで、激しい動きのある画像を見る

0　1　2　3　4　5　6

Q5. 車、バス、電車などの乗り物に乗る

0　1　2　3　4　5　6

風邪のあとに起こる？「前庭神経炎」

内耳と脳をつなぐ神経の炎症が原因

前庭神経炎は、他のめまいに比べてめまいの持続時間が長いのが特徴です。1日中、回転性のめまいや吐き気が続き、それが数日間続きます。ひどいめまいが治まっても、軽いめまい感が数カ月も続くことがあり、なかなかすっきり治りません。この間、耳鳴りや難聴はありません。

「前庭神経炎」は、内耳と脳をつなぐ前庭神経に炎症が起こる病気です。

前庭神経は、三半規管や耳石器が感じ取った姿勢の情報を脳に伝える機能があり、私たちが姿勢を保つために重要な部分です。そのため、ここに炎症が起こるとめまいが起きるのです。

ただ、なぜ前庭神経に炎症が起こるのか、詳しい原因は不明です。

過労やストレス、血液循環の不良が原因という説もありますが、風邪をひいたときや体調が落ちているときに発症する人が多いので、ウイルスではないかといわれています。ウイルスのなかで、もっとも大きくかかわっているのは帯状疱疹ウイルスです。

帯状疱疹ウイルスは、他人から感染するのではなく、子どものころなどにかかった水ぼうそうのウイルスが体内に潜伏していたものです。ですから水ぼうそうにかかったことのある人は、誰でも帯状疱疹ウイルスを持っています。

この帯状疱疹ウイルスは神経のつけ根に巣くっていることが多く、健康で免疫力が強い間は活動が抑えられています。ところが、病気やストレスなどで免疫力が落ちたときに再び活動を始めてしまいます。

帯状疱疹ウイルスが肋間神経に炎症が起こすと、体の一部にピリピリとした痛みや水ぶくれなどを起こし、「帯状疱疹」になります。よく聞く病名ではないでしょうか？

外耳道や耳介に帯状疱疹が出ると、耳の周囲や外耳道が激しく痛くなり、赤く腫れあがります。さらに顔面神経麻痺を起こすこともあります。これをハント症候群と呼びます。

このときに激しい回転性のめまい発作が起こると、立つこともできなくなり、少し動くだけでも吐き気が出てきて、吐きまくることもめずらしくありません。動くと激しく吐くので、「脳に問題が起きたのでは？」と周囲も本人も不安になり、救急車を呼ぶ騒ぎになります。

多くは入院して治療することが必要

前庭神経炎は、一般的には、症状と検査から診断します。検査は、耳に冷水や冷風を入れて眼の動きを観察するカロリックテストや、前庭神経の反応をみるＶＨＩＴ（ヴィヒット）検査などがおこなわれます。

前庭神経炎は発症直後の症状が激しいので、緊急搬送され、そのまま入院して治療を受けることも少なくありません。

はじめは安静を保ち、めまいや吐き気を抑

える薬などで治療します。数日間はめまいがありますが、時間とともに症状が薄れてきます。めまいや吐き気がひどいときは、点滴をすることもあります。

激しい症状が治まったら、転ばないように歩行を中心に体のバランスが回復する訓練を始めます。ふらつき感を早く軽減するためには、体を動かしたほうが効果的なのです。

ふらつき感が完全になくなるまでは、疲れやストレスをためないようにすることも大切です。

前庭神経炎のめまい発作は、ほとんどが一過性で、くり返すことはありません。ただ、過労などで体力が低下したりすると再発することがあるので注意が必要です。

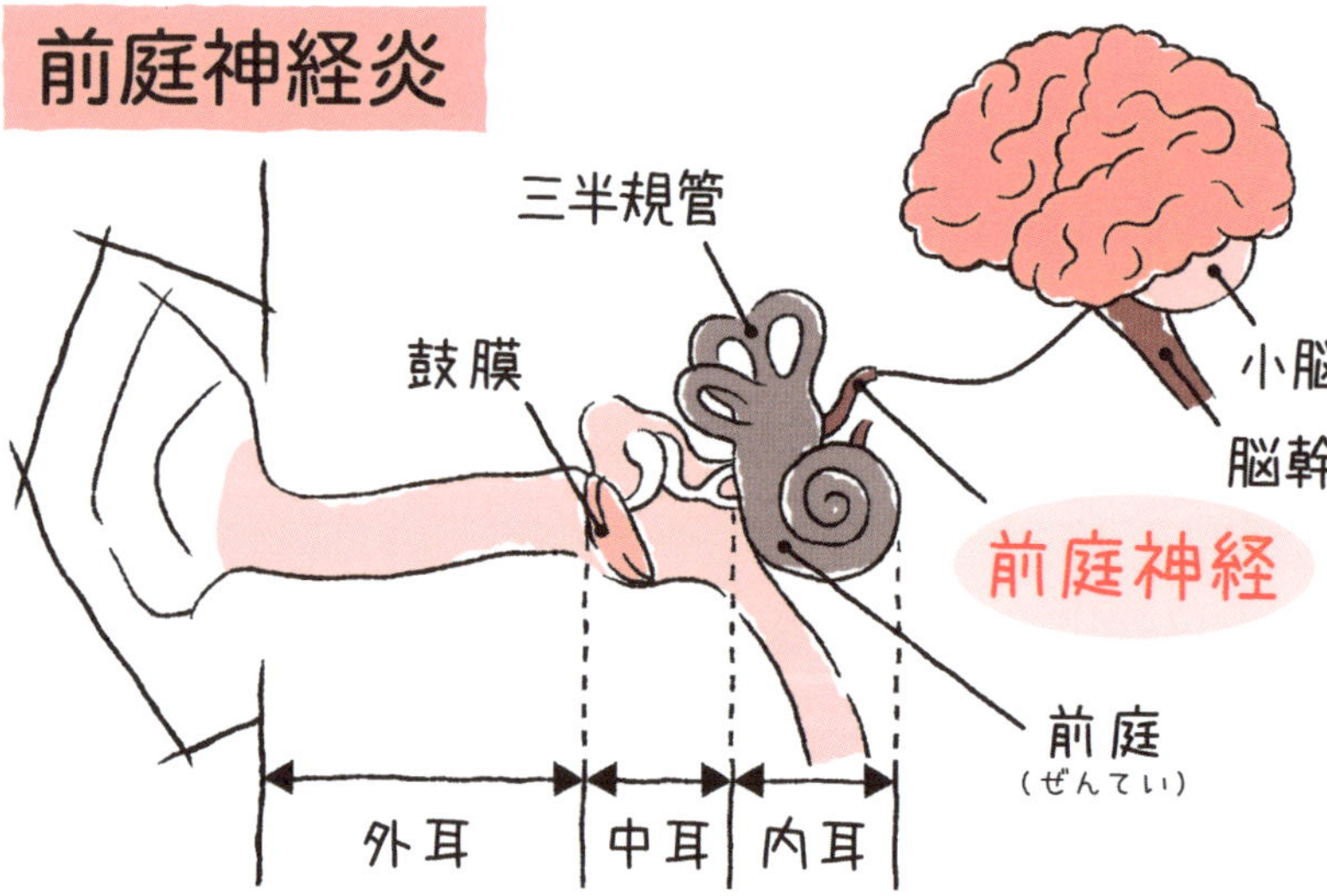

指定難病になっている「遅発性内リンパ水腫」

難聴になって数年から数十年後に突然発病

「遅発性内リンパ水腫」は、片側の耳がかなりひどい難聴で、難聴が発症してから数年から数十年経ってから、ある日突然、めまい発作が頻発するようになる病気です。

患者さんの多くは、わりと若いころから片側だけの難聴があります。ウイルス性内耳炎や突発性難聴、事故などで側頭部を骨折したことなどです。

めまい発作も何度も起こって日常生活の大きな支障になるため、厚生労働省によって指定難病とされているほどです。日本には４０００～６０００人ほどの患者さんがいると推定されています。

遅発性内リンパ水腫のめまいの特徴は、ぐるぐる回るようなめまい発作が多く、それが数時間以上も続くということです。

一度めまいが始まると数十分以上もぐるぐると回り続け、ときには数時間から半日も起床できないこともあります。こういっためまい発作が週に何度か、あるいは月に何度か起きます。めまいは数秒や数十秒など短時間で終わることはなく、1日に何十回も起こることもありません。

原因はまだ不明なのですが、内リンパがメニエール病と同じようにむくんで、めまい発作を起こしているのではないかと想定されています。

しかし、メニエール病と違って、難聴がよくなったり悪くなったりすることはありません。

ただ、治療はメニエール病と似ています。むくみをとるために利尿剤を飲んだり、血流をよくするための薬やストレスのマネジメントを身につけたりします。

一方、聴力がすでに失われている人も多いのですが、そういった治療でうまくいかない場合は、外科的な治療をおこなうこともあります。

めまい発作がコントロールできなければ、めまい相談医やめまい専門医の診断を受けましょう（「日本めまい平衡医学会」のホームページを参照）。

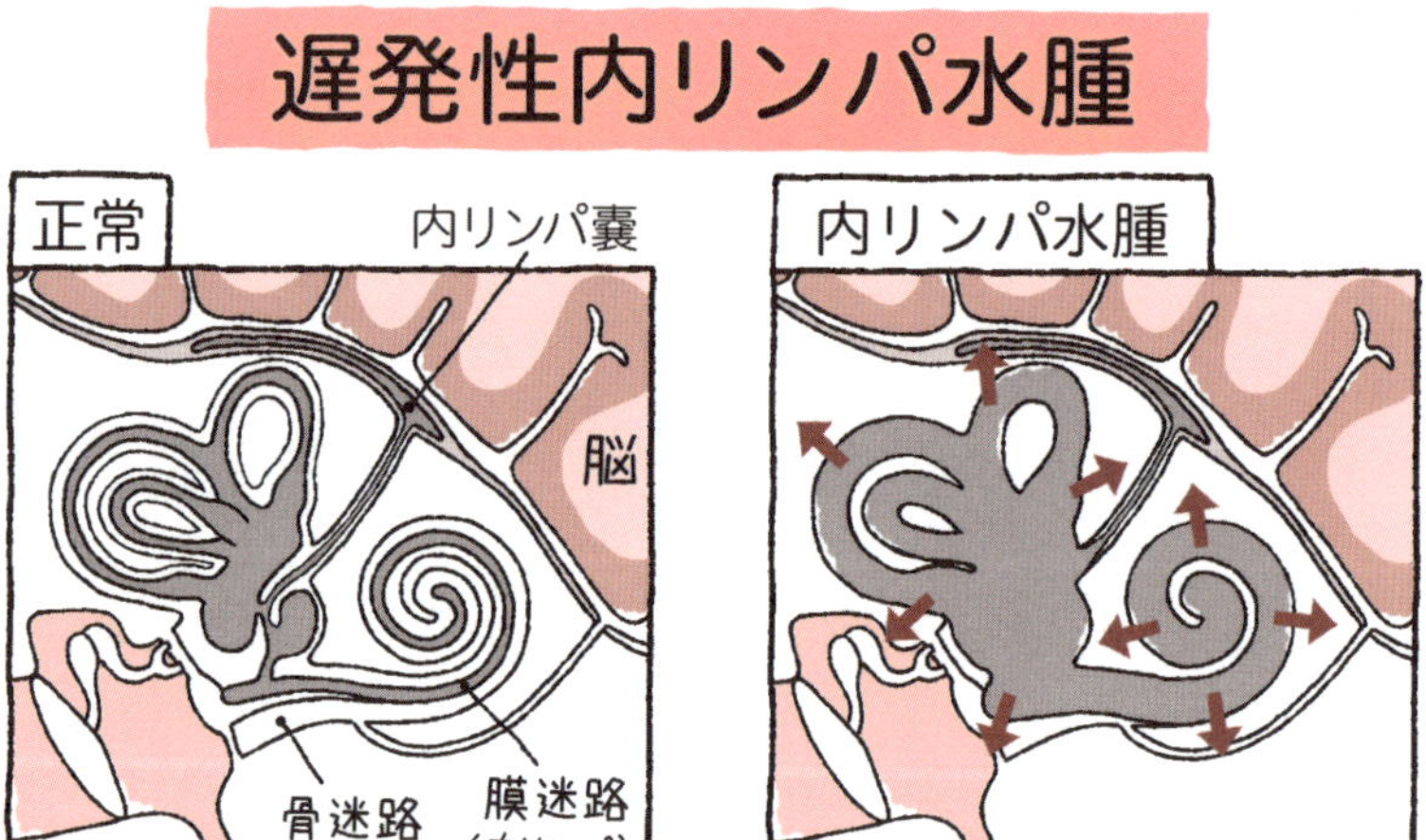

膜迷路の腫脹（矢印方向のふくらみ：内リンパ水腫）により、めまいが引き起こされます。

パニック障害からめまいが起きることも

9割がめまいを感じるパニック障害

最近は有名人たちがパニック障害だと公表することが多くなったので、以前よりもこの病名が知られるようになってきました。

「パニック障害」（パニック症ともいわれます）は、ある日突然、理由もなく、息苦しさや心臓がバクバクする動悸、めまいやふらつき感や吐き気が起き、「息ができない」といった恐怖感や、「このままだと死ぬかもしれない」という激しい不安感に襲われます。

このパニック発作は数分から十数分で消えますが、くり返し起こるので、電車やタクシー、エレベーターなどに乗るのが怖くなり、外出もできなくなります。仕事を辞めてしまう人もいます。

パニック障害は人口100人に1～3人に発症するといわれていて、わりと発症頻度の高い病気です。10代半ばから20代半ばに突然に発症し、男性より女性のほうが2倍も多くなっています。

じつは、パニック発作のときにめまいが起きるという患者さんが意外に多いのです。

ぐるぐる回るような回転性のめまいや、ふらつき感のような浮動性めまいのほか、気が遠くなって倒れるような症状も含めると9割の患者さんにめまい感があるといわれています。また、パニック発作のあとに、ふらつき感が長く持続することもあります。

私の患者さんでも、パニック障害で激しいめまいを起こしていたケースがあります。

中学3年の女の子Iさんは、卒業試験とき、校庭でおこなわれた朝礼の最中に突然、ぐるぐる回るようなめまいに襲われ、動悸と冷や汗と呼吸困難と同時に猛烈な吐き気も起きました。

そこで内科、耳鼻咽喉科、脳神経外科を受診していくつもの精密検査を受けたのですがまったく異常はなかったのです。

しかしそれ以来、不安感がとれず、めまいと動悸と吐き気のパニック発作がたびたび起きました。高校生になってからも、人前で発表するような場面で、気が遠くなるようなパニック発作が起きました。

このころ、Iさんを診察することになった私は、経過と症状からパニック障害と診断しました。試験や人前で話したりすることに対する緊張がストレスになり、パニック発作を引き起こしていると考えたのです。

そしてすぐに精神科を受診してもらい、薬による治療と心理療法をセットでおこないました。その後は順調に回復し、大学にも進学して、キャンパスライフを楽しんでいます。

パニック障害の原因はさまざまですが、やはり、ストレスと密接な関係があります。忙しすぎる仕事や疲労、心配事なども関係します。また、寝不足やカフェインのとりすぎ、お酒の飲みすぎも関係があるといわれています。

めまいだけでなく、動悸や冷や汗、呼吸困難などの症状も、いずれも交感神経系の異常な興奮によって起きることが多いので、ストレスは大敵です。

ただし、パニック障害は、心療内科や精神科で、数カ月から数年という時間をかけて適切な治療を受ければ必ず克服できます。ストレスをためないように、自分でマネジメントできるリラックス法を身につけることも有効です。

パニック障害であらわれる おもな症状

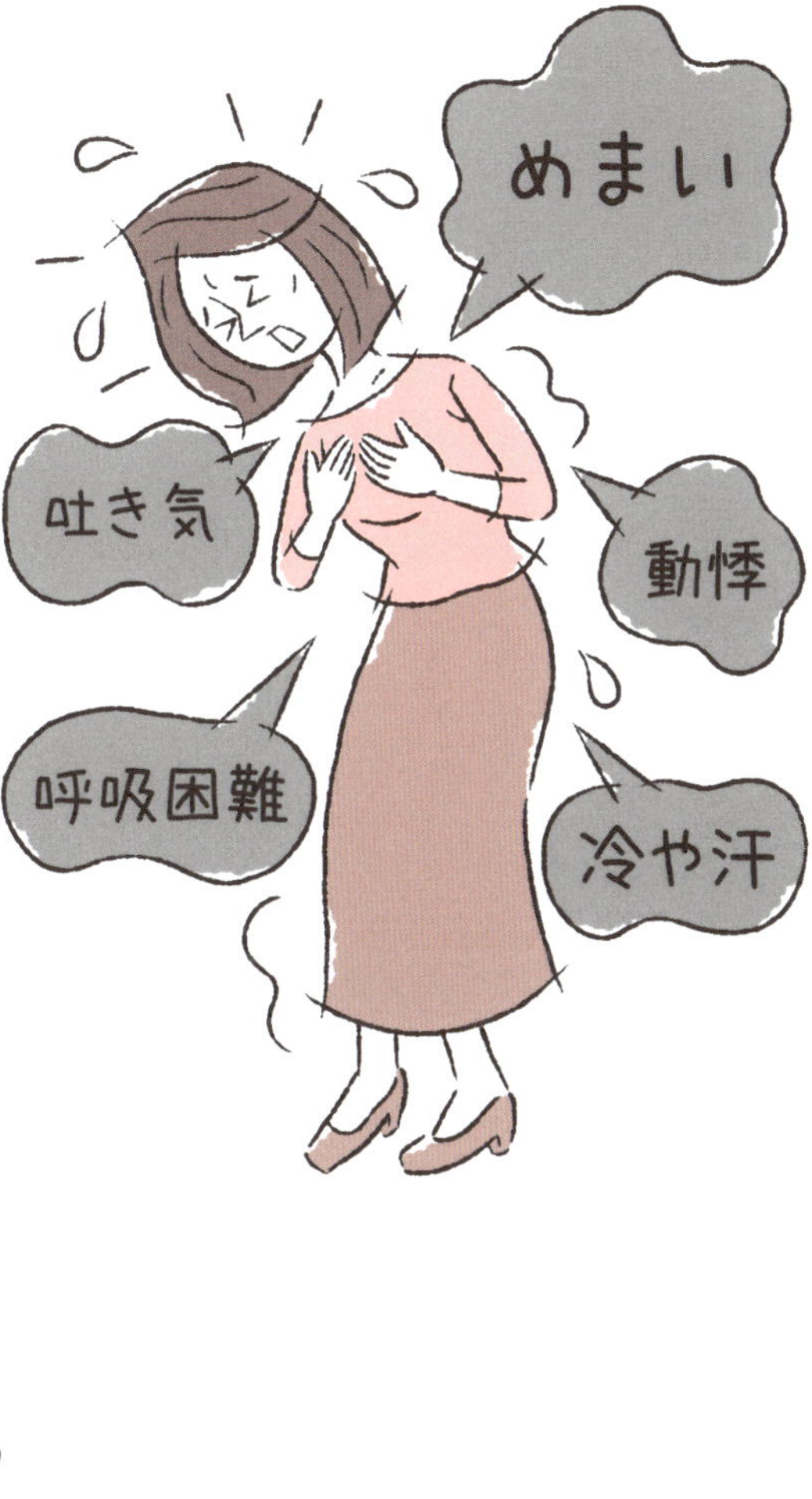

子どもに多い立ちくらみは「起立性調節障害」

自律神経のバランスの崩れが原因

寝ている状態や座っている状態から立ち上がろうとした瞬間に、目の前が暗くなって、ふらっとすることがあると思います。ときには倒れてしまうこともあります。

こういうふらつきは小中高生に多く、朝礼のときに長時間立っているときによく起こります。「朝礼でふらふらしたことがある」という人も多いのではないでしょうか？

これは「立ちくらみ」で、俗に「脳貧血」ともいわれますが、正式名は「起立性調節障害」です。「起立性低血圧」ともいわれます。

起立性調節障害は、自律神経がかかわっています。

立ち上がるとき、血液は重力によって下半身のほうに移動しようとします。しかし、自律神経の働きによって下半身の血管が収縮し、上半身に戻るようになっています。

ところが、自律神経のバランスが崩れると、このメカニズムがうまく働かなくなってしまいます。そのために脳へ流れる血液が不足し、めまいを起こしたり、倒れてしまったりするのです。

起立性調節障害が小中高生に多いのは、自律神経の機能が未熟だからです。

成人になっても起立性調節障害は起こります。下半身の筋肉が鍛えられていないと血液を戻す力が不足するので、運動不足の人や運動習慣がない人も起立性調節障害が起こりやすくなります。

ストレスも大敵です。ストレスは脳内にある自律神経のネットワークを興奮させ、自律神経が過剰に刺激されます。そうすると、脳を疲れさせて、睡眠不足を起こします。そして、その睡眠不足がまた脳を疲れさせるという「ストレスの負のサイクル」となって、自律神経を乱していくのです。

女性で立ちくらみが頻繁に起こる人は、貧血がひどくなっていないかチェックしてみることも大切です。女性の場合は、子宮筋腫や内膜症などで月経過多になった結果、立ちくらみが起こることもあります。経血量が異常に多い場合は、子宮や卵巣や腫瘍などの問題がないか、婦人科を受診してみることをおすすめします。

年をとってから立ちくらみがするようになったという場合は、動脈硬化や高血圧症のチェックも必要です。逆に、低血圧症が原因で起こることもあるので、医師に相談してみてください。

一方、うつ病によって起立性調節障害が起こることもあります。

これもやはり自律神経の疲れが原因です。うつ病は、脳内にある自律神経のネットワークに乱れを起こすからです。

気分が晴れなかったり、落ち込んでため息をついてばかりいたり、よく寝られなかったりという状態が長く続くようなら、かかりつけの医師に相談したり、心療内科や精神科を受診したりしてみてください。早めに治療することがなによりも大切です。

複数の薬を服用する「ポリファーマシー」と筋力が衰える「フレイル」

薬の予期しない副作用で転倒

東京都消防庁の救急車出動でもっとも多いのは、「転ぶ（転倒）」「落ちる（転落）」の事故です。

具体的に見てみると、多いのは「わずかな段差でつまずいた」「起床するときにふらついて床に転倒した」「階段を踏みはずして落ちた」「ふり向いた瞬間にふらついて倒れ、手首を骨折した」といったケース。最近の5年間を見ても事故件数は増加していて、半数近くは入院しなければならないほどのケガをしています。年齢別で見ると、65歳以上の人の事故がとても増えています。

こういった転倒・転落の事故は、「ポリファーマシー」が原因になっていることがあります。ポリファーマシーとは、5～6種類以上の薬を毎日飲むことによって、飲み合わせの問題が起き、予期しない副作用が生じやすくなり、多剤服用ともいいます。

飲んでいる薬のなかに、複数の睡眠導入剤や向精神薬が入っているとふらつきやすくなり、転倒や転落のリスクがぐんと上がってしまうのです。

私の患者さんのなかには「健康のために毎日ウォーキングをしているが、最近ベッドから立ち上がるたびにめまいがする。ところが、耳鼻咽喉科でたくさん検査をしても原因がわからなかった」といって来院されたケースがありました。

話を聞いてみると、高血圧症のため降圧剤を飲んでいました。そして、目の前が暗くなるめまいがするというので、起立性調節障害だとわかりました。

有酸素運動のウォーキングをしたことで血行がよくなり、血圧が低下したのに、降圧剤を飲んだので薬が効きすぎていたのです。

この患者さんも5種類以上の薬を飲んでいて、ポリファーマシーということがわかりました。そこで、かかりつけの医師に手紙を書き、降圧剤の種類を変え、薬を必要最低限に減らしてもらいました。その結果、症状はすべて消えました。

ポリファーマシーを防ぐには、お薬手帳に処方された薬剤をきちんと記載してもらい、それを医師の診察のときに見せて、薬の処方を最小限にしてもらうといいでしょう。

とくに2つ以上の医療機関を受診している人はポリファーマシーが起きやすいので、医師にお薬手帳を確認してもらいましょう。

あわせて、薬を減らせるような生活を目指すことも大切です。

ちょっとしたことで転びやすくなる「フレイル」

ただし、転倒や転落の原因はポリファーマシーだけに限りません。最近は「フレイル」も注目されています。

フレイルというのは、加齢により心身が老い、衰えた状態のことをいいます。加齢によって筋肉が衰え、ちょっとしたことで転びやすくなったり、階段を踏みはずしたりしてしまうのです。

65歳を超えると3人に1人が、年に1回以上転倒するという統計があります。筋力の低下によるものです。運動をして筋力をつけることで予防と治療が可能です。

めまいやふらつきの原因は、耳鼻咽喉科で扱う以外の問題があるかもしれません。「最近、つまずいたり、転んだりしやすくなったな」と思ったら、「ポリファーマシー」や「フレイル」など、他の原因についても考えてみてください。

ポリファーマシーやフレイルでめまい、転倒へ

数種類の薬をいっぺんに飲んでめまいを起こし、転倒。
そのまま寝たきりになることも。
また加齢によって筋肉が衰えて、ふらつき転倒することも。

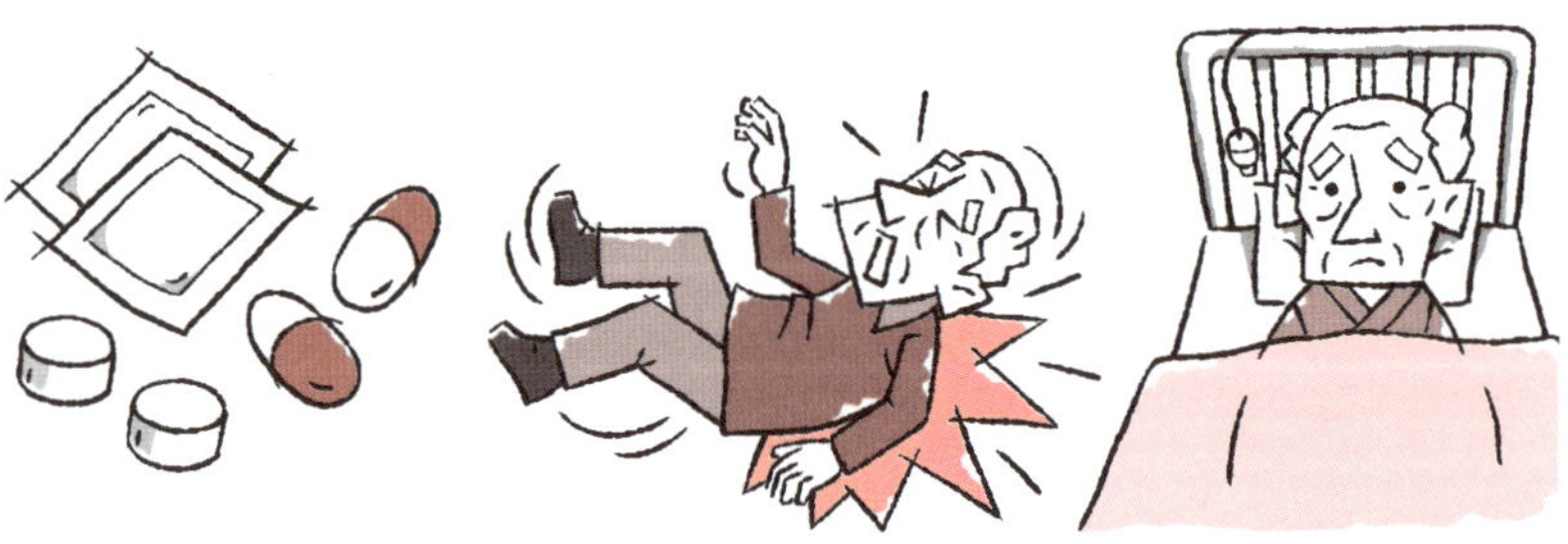

カフェインの過剰摂取もめまいと耳鳴りの原因に

コーヒーは1日に3〜5杯を上限に

米国ではカフェイン摂取に対する意識が日本より高く、レストランでコーヒーを注文すると、日本では砂糖やミルクが必要かどうかを聞かれますが、米国ではカフェイン入りかノーカフェインかを聞かれます。

お茶にもカフェインが入っているので、お茶の文化がある日本ではカフェインをあまり気にしないのかもしれません。

ところが最近、米国でも日本でも、エナジードリンクなどを飲みすぎたことによるカフェイン過剰摂取で命を落とした症例が報告されました。カフェインが心臓疾患を引き起こしたためと考えられています。

カフェインを過剰摂取すると、耳鳴りがひどくなったり、ふらつき感がひどくなったりする人もいます。ＰＰＰＤのような症状が続く人もいます。

なぜそういうことが起こるかというと、カフェインが脳に異常な興奮を起こすためです。カフェインは寝つきを悪くしたり、睡眠を浅くしたりする作用もあるため、睡眠障害を起こしたりするとさらに症状が悪くなります。

眠る前に２００～３００ミリグラムを飲ませた研究で、脳の睡眠にとても大切なレム睡眠が２００ミリグラムでかなり減少し、３００ミリグラムで完全に消失しました。眠る前のカフェイン制限は、ストレスマネジメントとしても重要です。

米国では、カフェイン摂取量は1日250ミリグラムまでとされています。

飲み物の具体的なカフェイン含有量は、表のようになります。

ドリップコーヒー1杯が約60ミリグラム、玉露だと1杯50〜100ミリグラムです。ということは、1日に何杯も飲むとすぐに250ミリグラム以上になってしまいます。

ただ、カフェインの感受性はかなり個人差があります。すべての人が250ミリグラムで症状が出るわけではないのですが、目安として覚えておくといいでしょう。

食品名	カフェイン濃度	備考
コーヒー	60mg/100ml	浸出方法： コーヒー粉末10g/熱湯150ml
インスタントコーヒー(顆粒製品)	57mg/100ml	浸出方法： インスタントコーヒー2g/熱湯140ml
玉露	160mg/100ml	浸出方法： 茶葉10g/60℃の湯60 ml、2.5分
紅茶	30mg/100ml	浸出方法： 茶5g/熱湯360ml、1.5〜4分
せん茶	20mg/100ml	浸出方法： 茶10g/90℃430ml、1分
ウーロン茶	20mg/100ml	浸出方法： 茶15g/90℃の湯650ml、0.5分
エナジードリンク又は眠気覚まし用飲料(清涼飲料水)	32〜300mg/100ml(製品1本当たりでは、36〜150mg)	製品によって、カフェイン濃度及び内容量が異なる

新分類として登場した「前庭性片頭痛」

つらい片頭痛とめまい発作が連動

最近、国際頭痛学会（ＩＨＳ）で、めまいと片頭痛の関係が注目され、「前庭性片頭痛」という病名が初めて導入されました。英語では「Vestibular Migraine」で、私たちは略してＶＭと呼んでいます。

このＶＭは、じつは新しく発見された病気ではなく、かなり昔からあったことがわかっています。たとえば、紀元後2世紀のカッパドキアのアレテウスは自身の著作のなかで、めまいをともなう片頭痛について記述しています。昔からあったものを、改めて詳しくＶＭとして定義づけたというわけです。

前庭性片頭痛の診断基準

- Ａ 少なくとも5回のCとDを満たす発作。
- Ｂ 現在あるいは過去に前兆のない片頭痛、前兆のある片頭痛の診断基準を満たした頭痛がある。
- Ｃ 5分から72時間続く中程度から高度の前庭症状。
- Ｄ 発作の少なくとも50％が次に示す1～3の三つの片頭痛徴候のいずれかに関連して起きている。
  - ① a) 片側性
    - b) 拍動性
    - c) 中等度から重度
    - d) 日常動作によって悪化
  - ② 光過敏および音過敏
  - ③ 視覚性前兆
- Ｅ ICHD（国際頭痛分類）や他の前庭疾患の診断基準に該当しない。

VMの診断基準は表のようになります。

簡単に説明すると、VMは、立っていられない、あるいは起き上がれないくらいのめまい発作が5分から最大72時間も続きます。さらに、今までに最低でも5回の片頭痛発作があり、その発作の半分以上がⒹにあげられた内容に当てはまればVMと診断されます。

Ⓓ②の「光過敏」というのは、外の明るい風景や太陽の日差し、室内の照明などがまぶしく感じることで、「音過敏」は、子どもの泣き声や、食事のときフォークやナイフなど食器の当たる音がビンビンと耳に響くことです。③の「視覚性前兆」は、目のなかに星空のようなチカチカと光る感じが出てくることをいいます。

VMは、統計的には20～40代の女性に多いのですが、思春期の子どもに起こることもあります。

小中高生で、今まで「めまい症」と診断されていたけれど片頭痛があるという場合は、VMの可能性が高くなります。

VMは、ストレスが癒やされないときに起きます。つまり、怒りやイライラがたまると、ふらつきや回転性めまいとともに片頭痛が起こるのです。

寝不足によって起こることもあります。また、思春期だけでなく大人でも「いじめ」や「パワーハラスメント」がきっかけで起こることもあります。

人知れずこみあげてくる怒りやイライラが心のなかにたまると、ふらつきや回転性めまい、片頭痛といった発作となって、噴火のように吹き出てくるのです。

最近では、メニエール病をともなうVMも報告されています。

片頭痛側の難聴と、めまい発作と片頭痛が起こり、ちょうどVM＋メニエール病のような症状が出ます。これを「前庭性片頭痛／メニエール病重複症候群」と呼ぶことが提案されています。

今までメニエール病と診察された人のうち、強い怒りや不満がかなりたまったときに片頭痛発作と難聴とめまい発作が続くことがわかったため、この新分類が生まれました。

VMの発症過程はまだ不明です。しかし、メニエール病の部分でお話しした「シモヤケ理論」（91ページ）で説明が可能です。

つまり、たまりすぎたストレスによって脳の自律神経のネットワークが過剰に反応し、その結果、交感神経が異常に興奮すると血流が悪くなり、それによって痛みの感覚を伝える神経が刺激されて片頭痛が起こると考えられるわけです。

VMの治療は、片頭痛の治療薬が必須ですが、眠気が起きたり、頭が重い感じになったりするのが問題です。そう考えると、VMの治療にもやはりストレスのマネジメントが重要なのです。

立体映像が引き起こす「3D酔い」「VR酔い」

大ヒット3D映画で吐き気や頭痛を訴える人が続出

「3D酔い」とは、3D映像を見ているときに乗り物酔いのようになる症状です。
これは、視覚からの情報と、内耳の体の揺れの情報にズレを感じることによって起こります。

3D酔いという名前が一般的に世に知られるようになったきっかけは、『アバター』という映画です。

この映画には、主人公がつばさを持つ恐竜の背中に乗って、空中を急降下し続けるシーンがありました。このときに、何人もの観客が頭が重苦しい感じや、吐き気、めまいなどの症状を訴えたのです。

観客はまったく動いていないにもかかわらず、目の前の画像がものすごいスピードで動いて急降下するので、まるで自分自身が実際に奈落の底に落ちるような錯覚を起こしたのです。

『アバター』は大ヒットしたので、かなりの数の人が吐き気や頭痛を訴えました。当時、私の外来にも、心配して診察を受けにきた患者さんが何人もいました。

じつは3D酔いも乗り物酔いのひとつです。ただ、ほとんどの人は映画館から出て数十分から数時間で症状が消えてしまいます。

乗り物酔いは、内耳にある体の揺れや傾きの情報と、目から入ってくる情報で形づくられる空間認知にズレが生じたときに起きます。『アバター』で乗り物酔いのような症状が多く出たのは、体は動いていないのに、激しく動く映像の情報が長時間、目から入り続けたからです。体と映像の情報でつくられる空間認知のズレを感じすぎてしまった人たちに症状が起きたということなのです。

最近は、３Ｄ映画を見てもこの『アバター』のような３Ｄ酔いが起こることはなくなりました。なぜかというと、３Ｄ映画で大きく激しく動くシーンは短い時間に編集されるようになったからです。最大でも10秒以内になったので、３Ｄ酔いの症状が起こりにくくなりました。

最近は、３Ｄの映像に合わせてイスが振動したりする４Ｄ映画もありますが、３Ｄ映画と同様の乗り物酔いが起こります。

４Ｄ酔いも３Ｄ酔いと同じで、視覚からの情報と内耳の空間情報にズレを感じると気分が悪くなります。

４Ｄ映画も、刺激のあるシーンの時間が短く制限されたので、発症する人は減ってきています。

一方、「ＶＲ酔い」というのは、３Ｄ酔いの一種で映像を立体的に見ることができるゴーグル（ヘッドマウントディスプレイ）をかぶってゲームをすることで気分が悪くなり、吐き気や頭重感、頭痛など乗物酔いのような症状が起こることをいいます。

ヘッドマウントディスプレイは高画質なのですが、コンピュータの性能が低いと微妙に画像のズレが起きます。ゲーム中に頭を激しく動かすと空間認知のズレも激しく感じるので、酔いやすくなります。

画面の展開が激しいゲームは要注意です。気分が悪くなりそうになったら、すぐにゲームを終了しましょう。ヘッドマウントディスプレイをすぐにはずせば、症状はひどくなりません。自分でコントロールができるというのは乗り物酔いと違うところです。

さらに、同じシーンを何度も体験すると、画面の展開が予想できるようになるので酔いにくくなります。

基本的にはVR酔いも乗り物酔いと同じ原理なので、前もって乗り物酔いの薬を飲んでおけば症状を抑えることができます。でも薬を飲むと眠気が出てくるので、対戦ゲームは負けてしまうかもしれませんね。

ゲームやVRで画像酔いをしてしまう

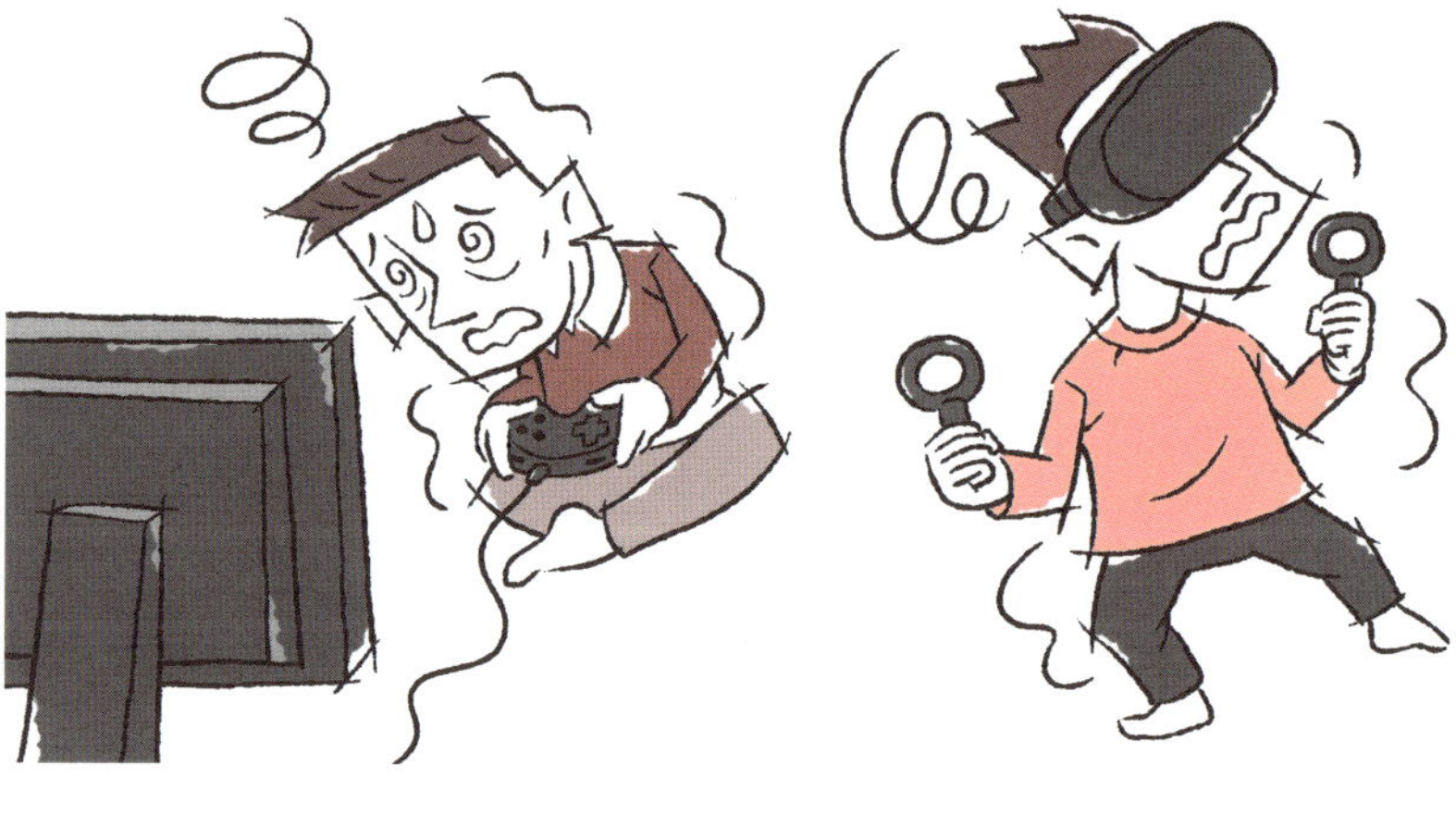

こらむ

乗り物酔いと似たようなメカニズムで起こる「地震酔い」とは？

2011年3月11日の東日本大震災の激しい揺れを経験した多くの人が、地震後、地震がないのに揺れたようなふらつきを感じることがありました。そのふらつき感は、数日から数週間で消えました。

この揺れる感じを一般的には「地震酔い」と呼びますが、「地震後めまい症候群」と呼ぶこともあります。乗物酔いとは異なり、吐き気を感じたり、嘔吐したりすることはなく、ふらつき感はすぐに消えます。

「地震酔い」は、強い恐怖感を感じた人に多く起きます。私自身も東日本大震災のあと数日間、地震酔いを感じました。

私の場合は、地下1階の診察室で診察中に地震が起き、床が激しく揺れて、きしみ音とともに床が波打つのを目の当たりにしました。さらに、地下1階から地上に駆け上がろうとした階段も前後左右に揺れ、患者さんも我々スタッフも地下1階に閉じ込められるのではないかという恐怖感にも襲われました。ちょうどその前にニュージーランドで大地震があり、ビルが崩れて何人もの日本人留学生たちが命を落とした事件があったので、そのことが頭をよぎったからです。

その後、患者さんやスタッフ全員に聞いてみたところ、全員が数日から約2週間、地震酔いを感じていたとのことでした。

私は数日で地震酔いは消えたのですが、自分が地震酔いを感じたときのことを冷静に分析してみました。そして、揺れるように感じるきっかけがあることに気がついたのです。

揺れを感じるのは、窓越しに見える桜の木の枝が揺れたとき、天井の蛍光灯から垂れているスイッチのひもがわずかに揺れたとき、量販店の大型テレビの画面が動いたとき、自分の頭がわずかに傾いた瞬間、立ち上がろうとした瞬間でした。また、周囲の景色が動いたときや、自分が動いた瞬間にも感じました。

同じ場所にいたすべての患者さんたちやスタッフたちもまったく同じきっかけで起きていることがわかりました。つまり、そういったちょっとした動きに脳が必要以上に反応してしまい、揺れるような錯覚が起きるのです。

これは、内耳の異常というより、物の位置や方向、空間の感覚などを感じ取る脳の空間認知の処理能力が過剰に反応しているのです。

地震酔いも、乗り物酔いと似たような空間認知が関係していますが、地震酔いの場合は「また地震が起こるのではないか」といった不安感や恐怖感もかかわっています。

ですから症状をやわらげるには、リラックスすることが大切です。そのためには、深呼吸をしたり、水やお茶を飲んだりするのも効果的です。

めまいを起こしやすい人は、乗り物酔いをしやすいので、地震酔いにも注意が必要です。地震酔いが3カ月以上という長期間にわたって続き、日常生活まで障害が続くと、診断名はＰＰＰＤとなります。

4

自律神経の乱れとストレスの解消法

自分のストレスをはね返す力をチェック！

自分のストレスに気づいていないこともあります

ここまでお話ししてきたとおり、めまい、耳鳴り、難聴は心身に加わるストレスが引き金になっていることが多いのです。

近年、若い世代にめまい、耳鳴り、難聴の患者さんが増加していますが、それは毎日の生活から受けるストレスが増加しているからではないかと考えられています。

ストレスとは、一般的には外界からさまざまな刺激が加わったときに心身に起こる変化のことをいいます。体にダメージを与える「身体的ストレス」と、心にのしかかる「精神的ストレス」に大きく分けることができます。

ストレスは特別なものではなく、生活習慣や人間関係など、普段の生活のなかに潜んでいるものです。誰もがストレスにさらされているのですが、それをうまく処理できなくなったり、あまりにも長時間ストレス状態が続いたりしたとき心身にひずみを生じさせてしまうのです。

しかし自分にとってのストレスはもっと簡単にわかります。「嫌なヤツ」「嫌なコト」「嫌な自分」です。統計的には女性は「嫌なヤツ」が多く、男性は「嫌なコト」が多いのですが、3つとも絡んでいる人がいたり、どれかが突出する人もいて個人差があります。

これらのストレスは、自律神経を乱して、めまい、耳鳴り、難聴を引き起こします。

自律神経というのは、体が生命を維持していくために備わっている神経で、自分の意志とは無関係に体の機能を調節しています。

自律神経は、交感神経と副交感神経の2つから成り立っています。交感神経は活動しているときや緊張状態にあるときに優位になり、副交感神経は休息やリラックス状態にあるときに優位になります。

大切なのはバランスで、この2つはお互いにバランスを取りながら働いています。

ところがストレスがたまると、交感神経が興奮し、自律神経のバランスが不安定になってしまいます。

自律神経が乱れると血流が悪化し、耳の機能が低下して、聞こえにくくなります。そこで脳が音を聞く感度を上げようとするので、

自分にとってのストレス

嫌なヤツ	嫌なコト	嫌な自分

身体的ストレス

外的ストレス	内的ストレス
病気やケガなど肉体的なもの	睡眠不足
暑さや寒さなど気候によるもの	疲労
騒音や強い日差しなど環境によるもの	運動不足
花粉やウイルスなど生物的なもの	不規則な生活習慣
空気汚染など化学的な物質によるもの	お酒やタバコ

精神的ストレス

社会的ストレス	心理的ストレス
学校や仕事に関するもの	病気やケガなどによるもの
結婚、離婚、別居など家庭関係によるもの	家族との別居や死別など喪失によるもの
上司、友人、家族などとの人間関係によるもの	将来への不安などによるもの

耳鳴りが起こったり、ひどくなったりしてしまうのです。

そのときに脳が疲れていると、脳が興奮しやすくなり、感度が上がりすぎて、さらに耳鳴りが強くなります。

逆にいえば、脳の疲れを減らしてあげれば、耳鳴りを軽減することができるのです。つまり、脳の疲れを減らすためにはストレスをためずに、うまくマネジメントしていくことが大切ということなのです。

緊張状態から戻らなくなる「アロスタシス」に注意

健康なときは、ストレスを受けて体が緊張状態になっても、自律神経などの働きでもとに戻ります。そんなふうに体の状態を一定に保とうとする働きのことを「ホメオスタシス(恒常性)」といいます。この言葉は聞いたことがあるのではないでしょうか?

ところが、緊張状態から戻らずにそのまま過剰に適応してしまうことがあります。これを「アロスタシス(動的に適応可能な状態)」といいます。これはわりと新しく登場した概念なので、初めて聞いたという人が多いかもしれません。


たとえば、暑く乾燥した場所に行ったとき、人は汗をかいて体温を調節しようとします。これが「ホメオスタシス」です。

しかし、砂漠のような暑く乾燥した状態が長く続く環境では、水分が少ないため、人の体は汗で水分が蒸発させることを抑えて、血管を広げて放熱してがんばり続けます。まわりの異常事態に体を適応させた緊張状態を維持し続けてしまうのです。これが「アロスタシス」です。

とはいえ、まわりの異常事態に合わせていると体に限界がきます。限界を越えてしまったとき病気を発症するのです。これを専門的には「アロスタティックロード」といいます。

この暑さの例でいうと、限界を超えると熱中症になりますから、アロスタティックロードは「熱中症」ということになりますね。


ストレスに関連するめまい、耳鳴り、難聴も仕組みは同じです。

ストレスを受けて交感神経が優位になっても、ホメオスタシスの状態であれば、もとに戻ることができます。

ところが、ストレスが続き、交感神経が優位な状態でがんばり続けて過剰にアロスタシスの状態になり、そこで無理をしつづけると、やがて限界を超えて、耳鳴りやめまい、突発性難聴などに至ってしまうのです。

すぐにもとの状態に戻ることができるホメオスタシスに対して、アロスタシスはすぐにもとには戻らず、アロスタシスが限界を超えて破綻すると病気になります。

ストレスをためたままの状態は、とても危険なのです。

「自分はもうストレスに慣れてしまったから大丈夫」と思っている人もいると思いますが、それはすでにアロスタシスの状態なのかもしれません。


患者さんを見てみると、「自分はストレスに強い」と考えているのに、実際はそうではなかったという人も少なくありません。

あなたはどうでしょうか？

ここで自分の「ストレスをはね返す力」をチェックしてみましょう。

ストレスをはね返す力のチェック

各項目であてはまるレベルを選び、すべての点数を合計します。

	項目	めったにない	たまに	しばしば	いつも
1	とても冷静な判断をする	1	2	3	4
2	とても明朗である	1	2	3	4
3	自分を表現するほうである	1	2	3	4
4	とても楽しい	1	2	3	4
5	人の顔色がとても気になる	4	3	2	1
6	とても前向き	1	2	3	4
7	他人をうらやましがる	4	3	2	1
8	動くことが好き	1	2	3	4
9	人をとがめる	4	3	2	1
10	人の長所を見る	1	2	3	4
11	融通がきく	1	2	3	4
12	手紙の返事をすぐ書く	1	2	3	4
13	のんき	1	2	3	4
14	事実を確かめる	1	2	3	4
15	配慮する	1	2	3	4
16	感謝できる	1	2	3	4
17	友人が多い	1	2	3	4
18	家庭内不和	4	3	2	1
19	仕事がきつい	4	3	2	1
20	たくさん趣味がある	1	2	3	4
合計					

（桂載作〔改〕1988年）

判定
20～39点： ストレスをはね返す力が少ない　**40～49点：** グレーゾーン
50点以上： ストレスをはね返す力がある

自律神経を整え、ストレスをマネジメントしましょう

あなたはストレスをはね返す力があるタイプでしたか？

それともストレスをはね返す力が少ないタイプだったでしょうか？

ストレスをはね返す力が少ない人は、ストレスによって自律神経が乱れがちです。でも、自律神経は自分で整えることができます。

また、人はストレスとまったく無縁で生きていくことはできませんから、ストレスを自分でコントロールするということも大切です。何度もお話をしてきましたが、まさに「ストレスマネジメント」力が必要となるのです。

ここからは、自律神経を整える方法や、ストレスマネジメントの方法を紹介したいと思います。

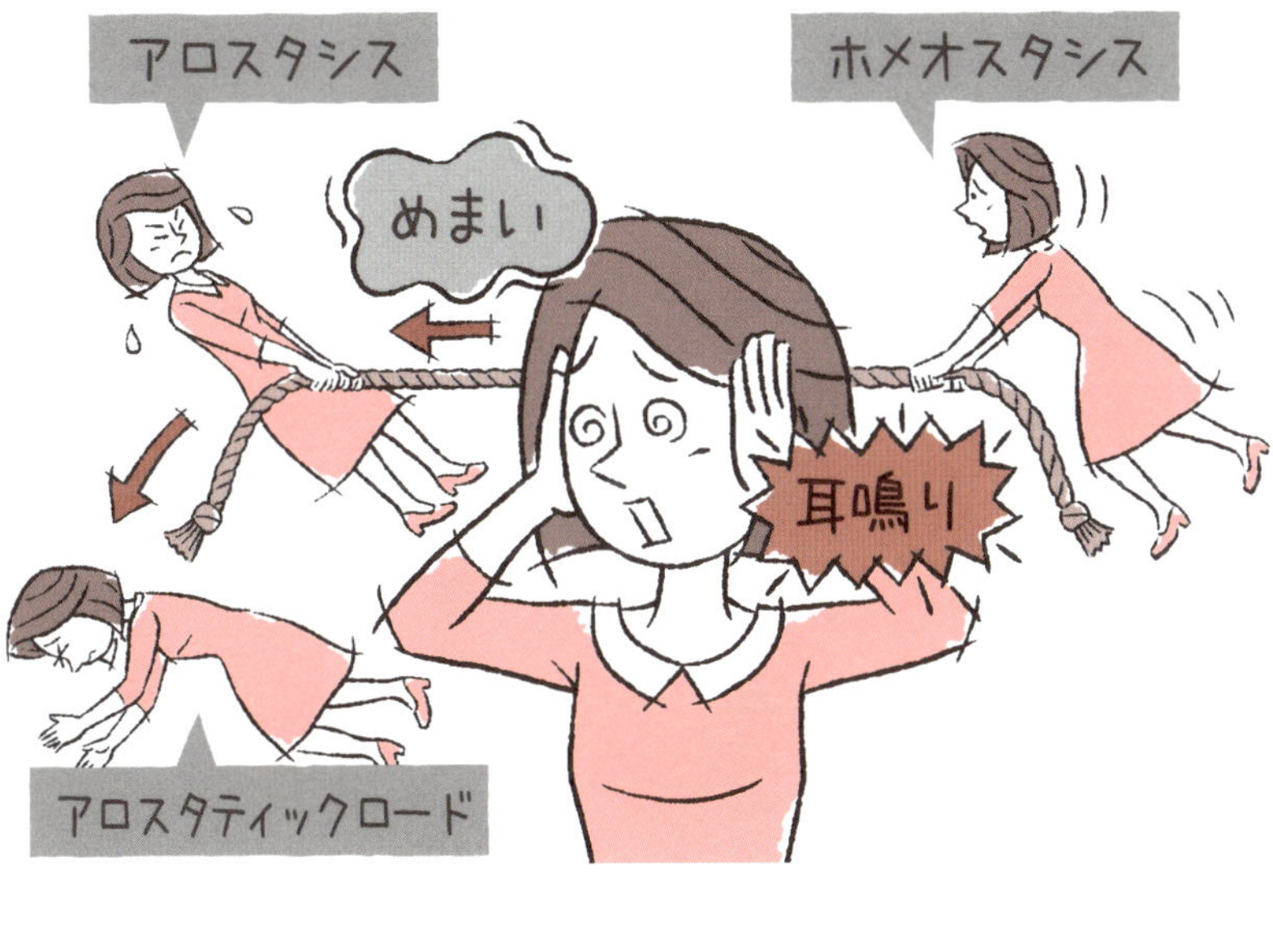

疲れにくくストレスを癒す腹式呼吸

現代人の呼吸は肩でおこなう「浅い呼吸」

めまい、耳鳴り、難聴を訴える人の呼吸法を見ると、共通点があります。

それは、クマに襲いかかられて怯えたときや、敵を威嚇するときのような、肩を上下に動かす呼吸になっていることです。そういう呼吸は、「浅い胸式呼吸」や「肩呼吸」と呼ばれ、いわゆる吸い込む空気が少ない「浅い呼吸」です。

「肩呼吸」は、呼吸を補助するために首や肩のまわりの筋肉をたくさん使います。本来の呼吸で使う筋肉とは違う筋肉を使っているため、浅い呼吸になってしまうのです。

もともとストレスによって浅い呼吸になっているのに、浅い呼吸で無理にたくさんの筋肉を使うことによって交感神経が興奮し、ますます交感神経の緊張はとけなくなります。

また、女性の場合は腹部に大切な子宮や卵巣があるため、ストレスがたまると、肩で息をする肩呼吸になりがちです。

肩呼吸は、つねに肩と首の筋肉を使っているため、肩こりや首こりにもなります。また、吸い込む空気が少ないので疲れがとれにくく、リラックスしづらくなります。現代人が陥りやすい、危険な呼吸なのです。

呼吸はふだん自律神経の働きによってコン

トロールされているので、意識しなくても自然におこなうことができます。

しかし逆に、自律神経の働きが乱れることで呼吸は乱れてしまいます。ストレスや緊張にさらされると無意識に呼吸が浅く、速くなってしまうのです。

リラックスしているときは自然に腹式呼吸

いつもは自然におこなっている呼吸ですが、自分で意識しておこなうこともできます。

自律神経の働きを整えるには、吐くことを意識した「腹式呼吸」が効果的です。

腹式呼吸というのは、寝ているときに赤ちゃんのような、お腹を上下に動かしておこなう呼吸です。じつはリラックスしているときは自然に腹式呼吸になっています。

インドのとても有名な流派のヨガでは、すべてのポーズを腹式呼吸でするように命じられます。理由はいたって簡単です。ヨガの本当の目的は、瞑想のときに揺るぎない姿勢で腹式呼吸ができるようになることだからです。本来のヨガは腹式呼吸によって心身の究極のリラックスをめざすものなのです。

かなり昔のことですが、じつは私も肩が上下する浅い呼吸になっていたことがありました。そのときは、ものすごくストレスがたまり、それがまったく癒されない状況が続いていたのです。毎日すぐに疲れ、肩こりと首こりもひどく、湿布薬を塗りたくっていました。するとある日、同僚の医師に「浅い呼吸になっているよ」と指摘されたのです。

そのときまで、自分が浅い呼吸になってい

るとは気づいていませんでした。そこで腹式呼吸にしようとしたのですが、突然にはできませんでした。お腹で呼吸する方法をすっかり忘れていたのです。お腹まわりの筋肉も衰えていました。

どうやって腹式呼吸を習得したらいいか悩み、太極拳や気功体操、ヨガなどいろいろ試してみました。結局、私に合っていたのはヨガでした。

とはいえ、やはりすぐには腹式呼吸ができるようになったわけではありません。どんなときでも、無意識にできるようになったのは、ヨガをやり続けて1年以上も経ってからです。

私は腹式呼吸が自然にできるようになったことで疲れにくくなりました。肩こりや首こりもなくなり、自分がストレスで落ちこんでも、すぐに戻れる耐性がつくようになったのです。

自分だけでも腹式呼吸を意識できる方法が

腹式呼吸のメカニズム

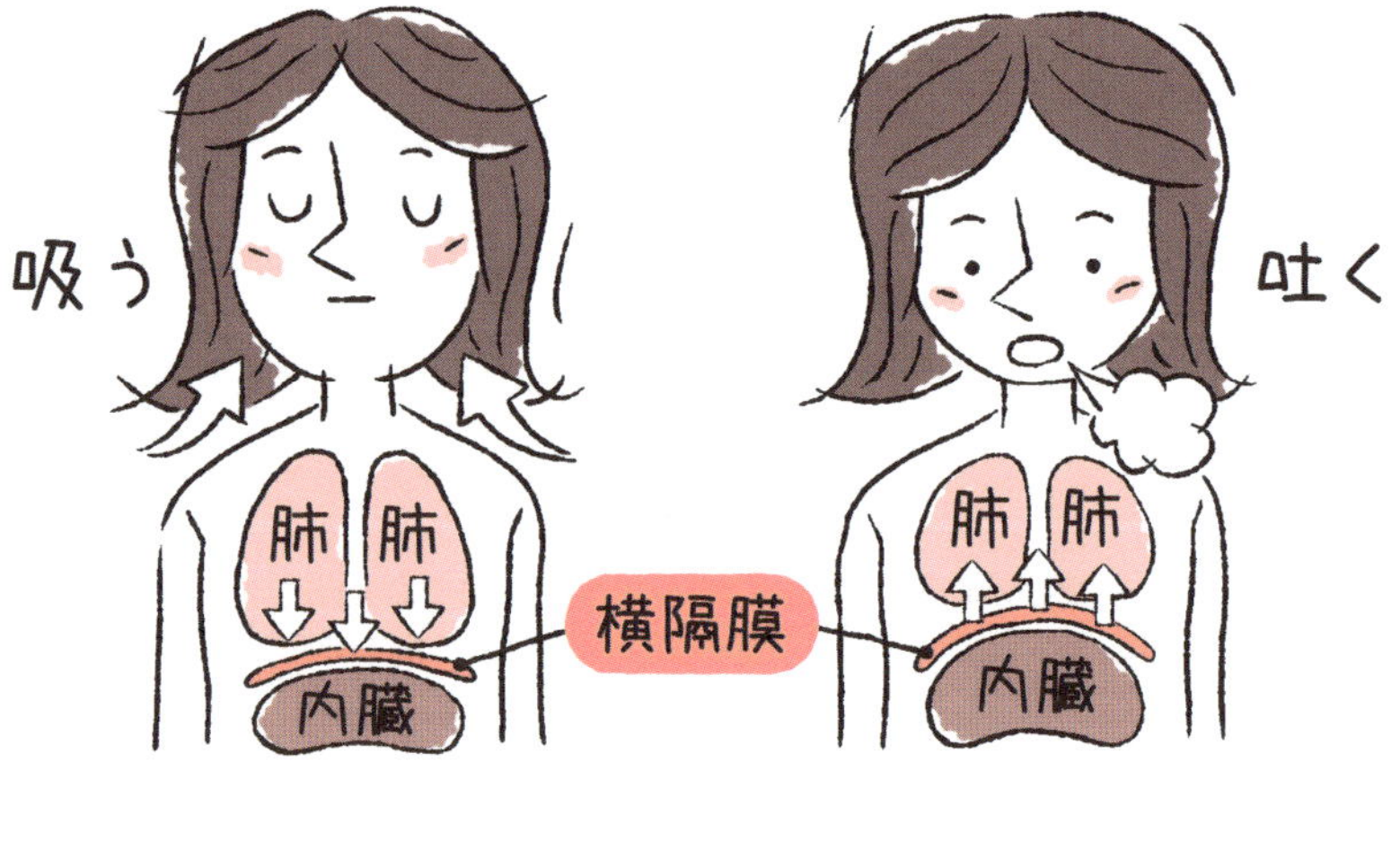

あります。ベッドであおむけになって横になり、おへその上に両手のひらをやさしく当て、息を吸うときと吐くときでおへその動きを意識することです。

これができるようになったら、吐く時間を吸うときの倍にして5分くらい続けるとよいでしょう。たとえば、3秒吸って6秒吐く。さらにヨガ的呼吸法として吸うと吐くのあいだに息を止めると、自律神経は安定化していきます。

つまり吸って3秒、止めて3秒、吐いて6秒（3・3・6呼吸法）です。

自分でかんたんに腹式呼吸できる方法

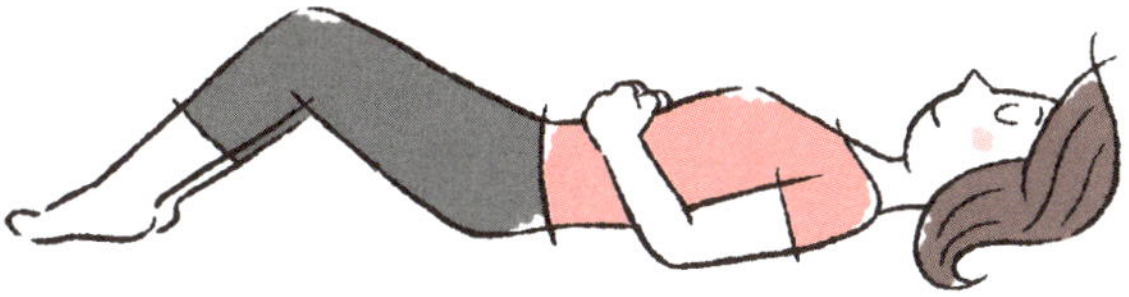

①ベッドや床に横になります。両方の手のひらをおへその上におきます。

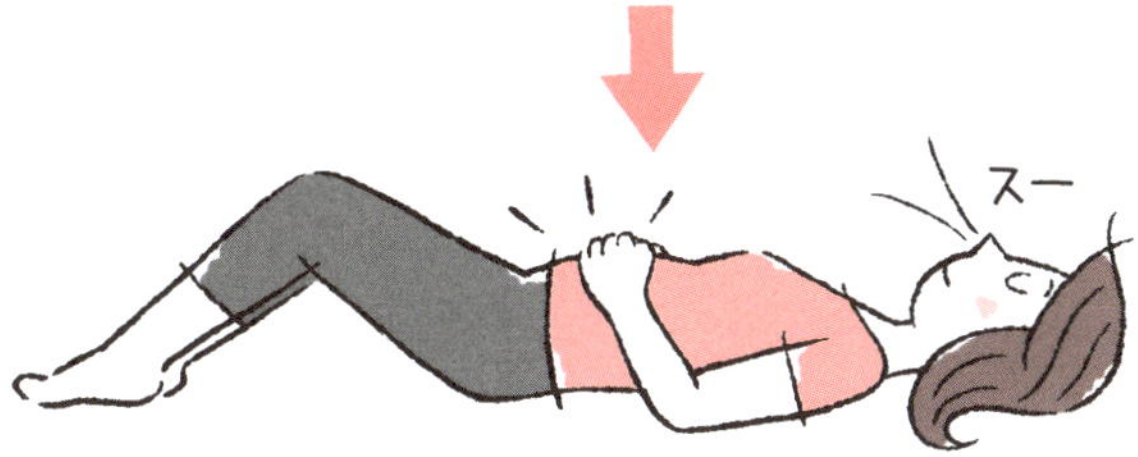

②鼻から息を吸いこみ、おなかがふくらむのを手で確認します。

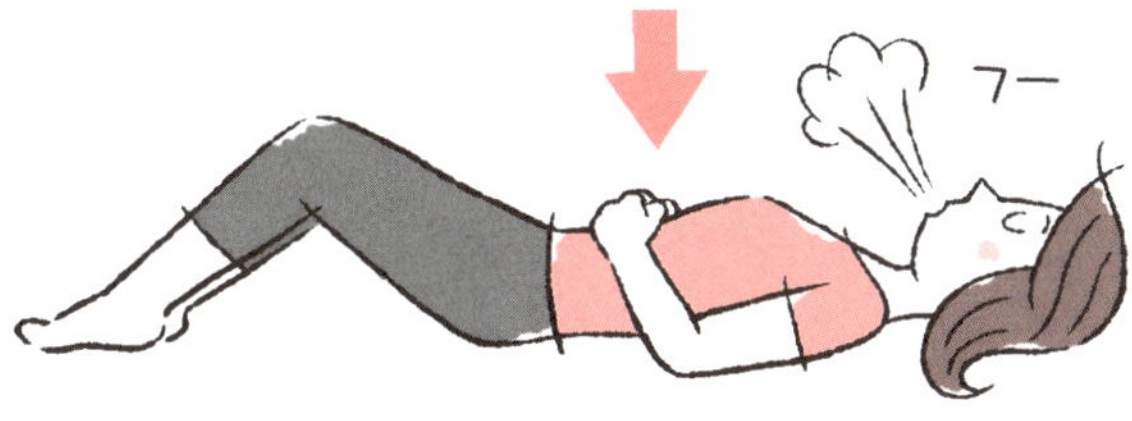

③ゆっくりと息を吐いていき、そのときおなかがへこんでいくのを手で確認します。これができるようになったら、息を吐く時間を吸う時間の2倍にして5分くらい続けるとよいでしょう。

④3秒吸って、3秒止めて、6秒吐くを目標にしましょう。

呼吸を意識して自律神経を整える東洋系の運動

ヨガや太極拳、気功体操などがおすすめ

耳鼻咽喉科医師としてたくさんの患者さんを見てきた経験上、実感しているのは「運動をしている人は、めまい、耳鳴り、難聴になりにくい」ということです。

それは、運動をすると、自律神経の偏《かたよ》りがリセットされるからです。

現代のストレスの多い生活では、交感神経が優位になった状態で固まって、自律神経の働きも固まってしまいがちです。

その固まりを手っ取り早く解きほぐしてくれるのが運動なのです。

「運動したら交感神経が優位になるのでは？」と思いますよね。

そのとおりです。

でも、運動のあと、優位になった交感神経の働きは反動で低下に向かいます。

つまり、運動で弾みをつけることで、もとの健康的なバランスに戻せるというわけです。

また、適度な運動をして適度に疲れると、眠りも深くなります。血流もよくなるというプラスもあります。

「では、どんな運動をしたらいいか？」とよく聞かれるのですが、ウォーキングや水泳、エアロビクスなど、有酸素運動であればどんな運動でもいいのです。

ただ、私としては、自律神経を整えるため

には東洋系の運動をおすすめしたいと思っています。

ヨガや太極拳、気功体操など、東洋系の運動は、呼吸を意識して、自分のなかに心と体の意識をもっていきます。

点数を競ったり、他人より上手に演じたりすることは目的ではないので、自分のペースでおこなうことができます。

他人を気にすることなく、自分のレベルに合わせて体を動かすことができるのが東洋系の運動のいいところなのです。

ヨガや太極拳で自律神経を整える

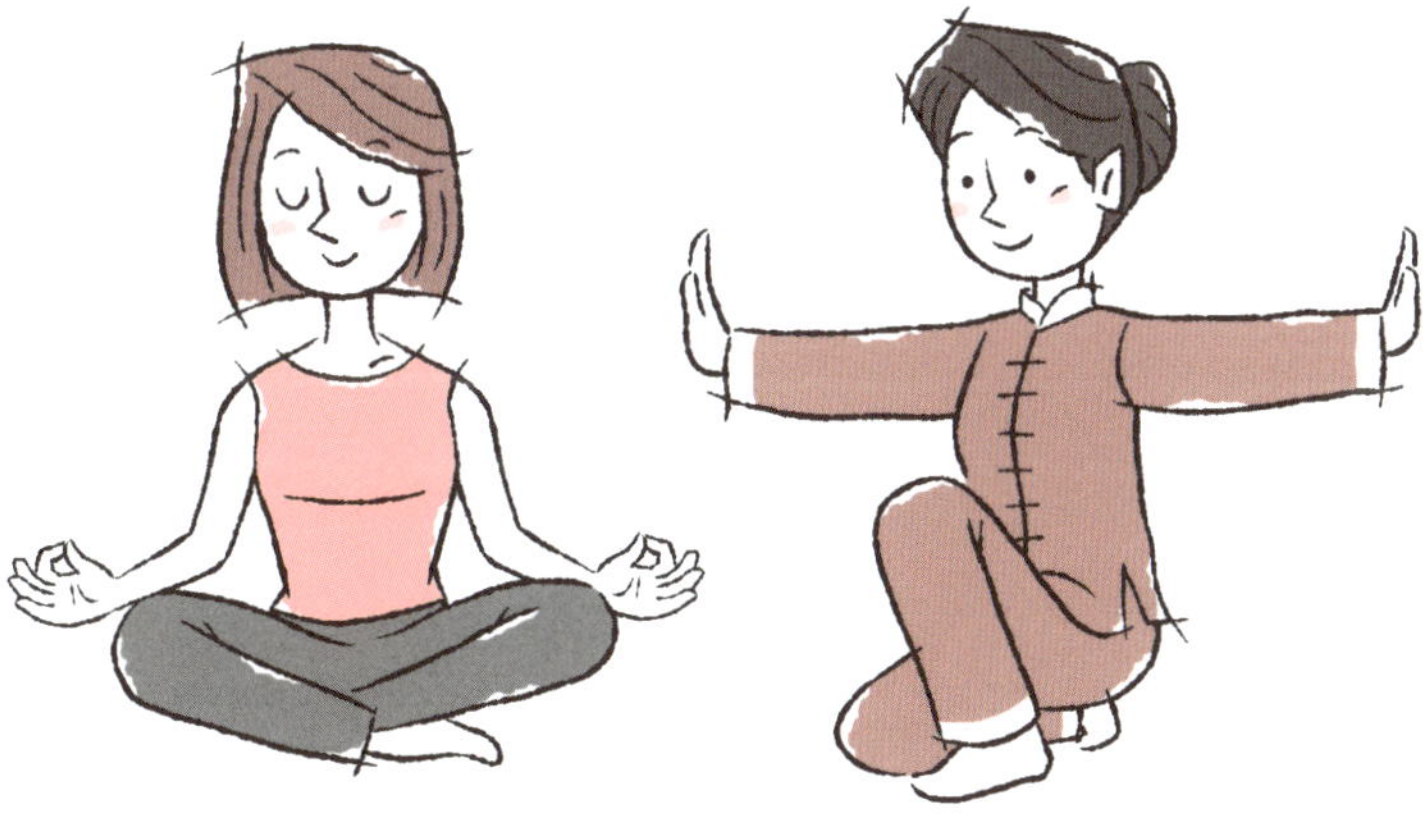

1日20～40分でOK。「石井式ウォーキング法」

歩数計でなく時間を目安に

東洋系の運動がおすすめという話をしましたが、ヨガや太極拳、気功体操などはやり方を覚える必要があります。

「そんなのはめんどう」という人も多いでしょう。そういう人におすすめなのは、手軽にできるウォーキングです。

私が「何か運動をしていますか?」と聞くと、「毎日1万歩、歩いています!」という患者さんも少なくありません。しかし、じつはスマホや時計式の万歩計で計測した歩数は正確ではないので、ひとつの目安と考えてもらいたいのです。

私がおすすめしたいのは、時間を目安にすること。そして、坂道を活用することです。

日本や米国のスポーツ医学の研究から、平坦な道をだらだら歩くのと、坂道を利用したウォーキングとでは自律神経の活性化に大きな差が出ることがわかっています。

坂道があれば積極的に利用しましょう。坂道がない場合は、速度を変えて歩くことで坂道を歩くのと同じ効果を得られます。

私がおすすめする「石井式ウォーキング法」をご紹介します。

まず、3～5分ほど意識的に速く歩くことを主体に、次の3～5分は普通の速度で歩きます。この速い歩き方をかなり意識して、普通の歩き方をくり返すことが「インターバル速歩」です。

速く歩くときにポイントがあります。腕を前後に大きく振ります。親指が鼻先につくくらい勢いをつけて前に腕を振り、後ろに戻すときはひじができるだけ後ろにいくようにします。左右の親指が交互にすばやく鼻先につくようにして、ひじもリズミカルに振ります。これに合わせて歩くことを「速歩」というのです。

最初は20分を目標にしてこの歩き方をおこなってください。最終目標は40分以上です。

一度に20分歩くのではなく、往路5分＋復路5分を1日2回のように、何回かに分けてもOKです。これを「積み重ね効果」といいます。1日の合計時間が20～40分になればいいということです。

ウォーキングは運動負荷としては少し弱いので、天候が荒れない限り毎日おこなうようにしてください。

3～5分という時間を計るのは意外にめんどうなので、スマホや携帯型音楽プレーヤーに、アップテンポな曲と普通の速度の曲を交互に入れ、それを片耳で聴きながら歩くのがおすすめです。アップテンポな曲では速く歩き、普通の速度の曲では速度を落として歩くようにすると、曲に合わせて自然にインターバル速歩ができます。

外に歩きに行くのがむずかしければ、上半身だけで速歩の腕振りを3分ほどおこなってみてください。それだけでもいい運動になりますよ。

石井式ウォーキング法
（インターバル速歩）

「ゆっくり歩き」と「速歩き」を交互におこなうウォーキング方法。

速歩きのときは、振り上げる親指は鼻先につくくらい、後ろに戻すひじはできるだけ遠くに振る。また坂道を積極的に利用してください。

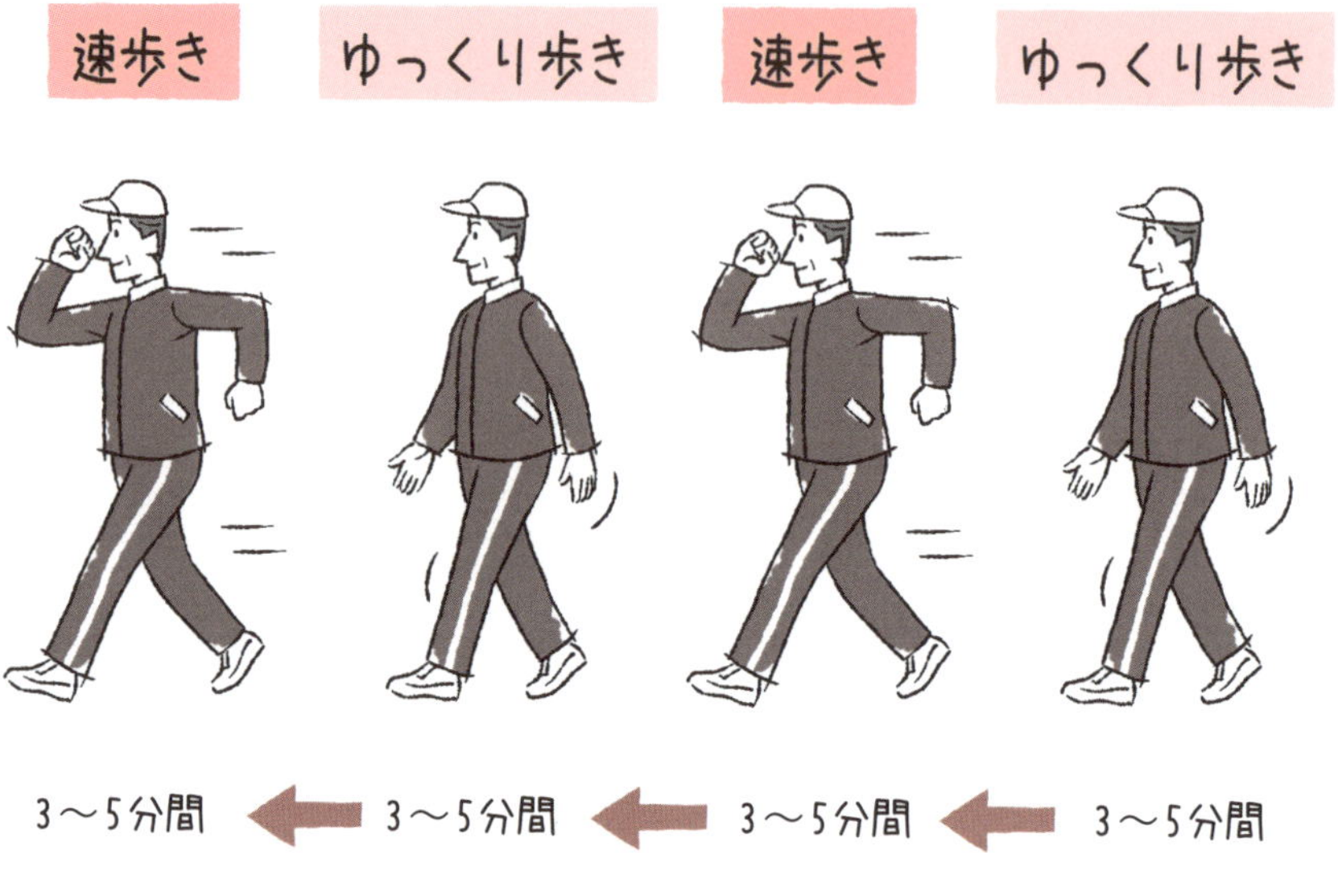

1日の目標合計時間
20～40分

食生活の改善も自律神経を整えるのに効果的

鶏の胸肉と回遊魚が脳の疲労を回復

精神的なストレスだけでなく、激しい運動を長時間にわたっておこなうことでも脳は疲れてきます。

会社帰りに運動をするのは健康にいいイメージがありますよね？　しかし、寝る前に筋肉を増やすようなウエイトトレーニングをしたり、ホットヨガをやりすぎたりすると、自律神経のうち、交感神経が興奮したままとなり、夜の睡眠に影響を与えます。そうすると体と脳の疲れが次の日に持ちこされてしまいます。

これが積み重なると、しだいに脳が疲労して自律神経の機能が低下していきます。こうして体内の血流が悪くなり、さらに筋肉の疲労回復が遅れ、睡眠の質も悪くなります。そうすると、余計に脳の疲労がたまるという悪循環が始まってしまうのです。

この悪循環を断ち切るためには、「食」も効果的です。私がおすすめするのは、鶏の胸肉と回遊魚です。回遊魚の代表はマグロです。

鶏の胸肉とマグロには、脳の神経細胞の疲労を回復させる「イミダゾールジペプチド」が含まれています。

イミダゾールジペプチドは、脳が疲労したときに増える活性酸素を消去する抗酸化力があります。また、最近の研究によって、イミダゾールジペプチドがもっとも疲労を抑える効果が高いこともわかったのです。

イミダゾールジペプチドの推奨摂取量は1日200ミリグラムです。鶏の胸肉とマグロはイミダゾールジペプチドの含有量が高く、なんと、鶏の胸肉100グラムには1200ミリグラム、マグロ100グラムには800ミリグラムも含まれています。つまり、1日にどちらかを100グラム食べるだけで必要量を軽く上回ってしまいます。


さらに最近、話題になっているのが、回遊魚の「サケ」です。サケの刺身をはじめ、缶詰にもかなりのイミダゾールジペプチドが含まれています。

サケ缶の場合は、缶詰の汁にも大量のイミダゾールジペプチドが溶け出しているので、汁も使う料理を工夫してみてください。

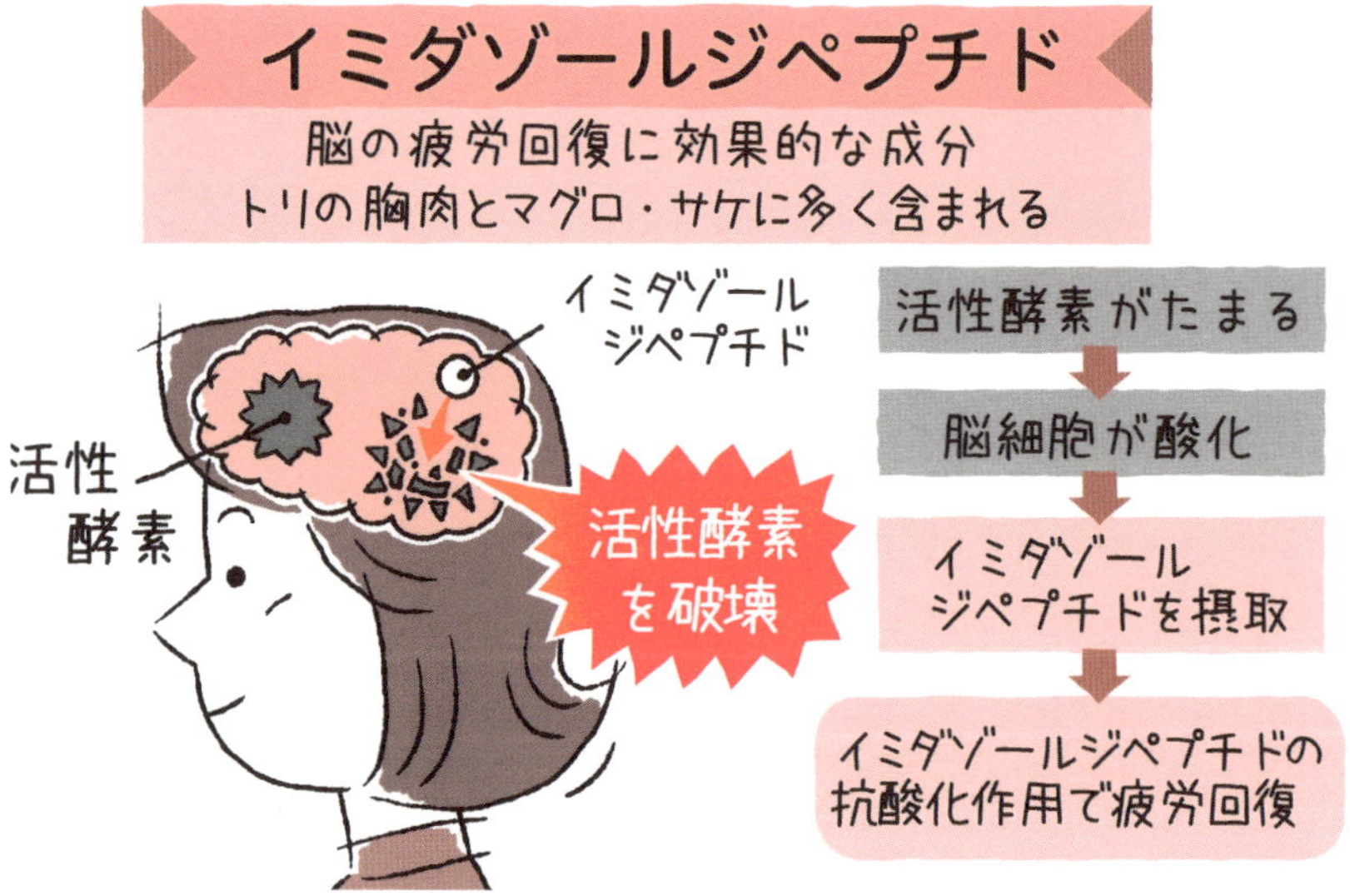
イミダゾールジペプチド
脳の疲労回復に効果的な成分
トリの胸肉とマグロ・サケに多く含まれる
イミダゾールジペプチド
活性酵素
活性酵素を破壊
活性酵素がたまる
脳細胞が酸化
イミダゾールジペプチドを摂取
イミダゾールジペプチドの抗酸化作用で疲労回復

マグネシウムとカルシウムを積極的にとる

突発性難聴とエイジングの予防にはマグネシウム

私が気になるのは、マグネシウムの摂取が足りていない人が多いことです。

厚生労働省の最近の報告では、いまだに日本人に足りないミネラルが「マグネシウム」です。これだけ食べ物が豊富なのに、男女平均して毎日約１００ミリグラム以上不足しているのです。

マグネシウムはすべての細胞に必要なミネラルで、細胞の代謝をよくして活発にします。マグネシウムが欠乏すると、ブドウ糖が代謝されず中性脂肪がたまり、肥満になります。また、肌や血管のしなやかさがなくなり、筋肉が硬くなってきます。加齢による老化も進行してしまいます。

マグネシウムが不足すると、脚がつったり、筋肉がけいれんしたり、ふくらはぎがこむら返りを起こしたりといったことが多くなります。マグネシウム不足のせいで急激に血管が狭くなり、けいれんを起こすからです。

このけいれんが心臓の血管に起これば狭心症になります。このけいれんが内耳の血管に起きれば、突発性難聴になる可能性があるのです。この血管が狭くなった状態が年単位で続くと、やがて動脈硬化になります。そこから加齢性難聴につながることもありえます。

なぜ日本人はマグネシウム不足に陥ったのでしょうか？

答えは簡単です。戦後、食事の欧米化が進んだからです。戦前までは、魚、みそ汁、ワカメ、豆腐、ほうれん草、玄米、大麦ごはんなどマグネシウムを多く含んだ和食をとっていたのに、そういう食生活から離れてしまったためです。

東京慈恵会医科大学の横田教授は、マグネシウムを多く含んだ食材を次ページの表のように並べ、それぞれの頭文字を並べて「そばのひ孫と孫は（わ）優しい子かい？　納得！」と標語を作っています。ちょっと長いですが、これを覚えておいて、カルシウムを積極的にとるように心がけてみるといいでしょう。

これらの食材をとるには、和食を復活させるのが効果的といえます。

マグネシウムを積極的にとると、中性脂肪が減り、便秘も改善するのでダイエットにもなります。また、肌のつやも筋肉の柔らかさもアップするので、結果的にアンチエイジングにつながるといわれています。

大切なのは、マグネシウムをサプリメントでとるのではなく、食事として食材からとることです。なぜかというと、食材からとることで栄養素の偏りがなくなるからです。

ちなみに、入浴剤にもマグネシウムが多く含まれた製品があります。

マグネシウムの多い入浴剤は、代謝を上げる効果が高いので、普段よりもぬるめの40度くらいの湯船に15分ほど入るだけで、肌に足りないマグネシウムを補うことができ、筋肉も血管もゆるむのでリラックス効果も得られます。

マグネシウムを多く含む食品

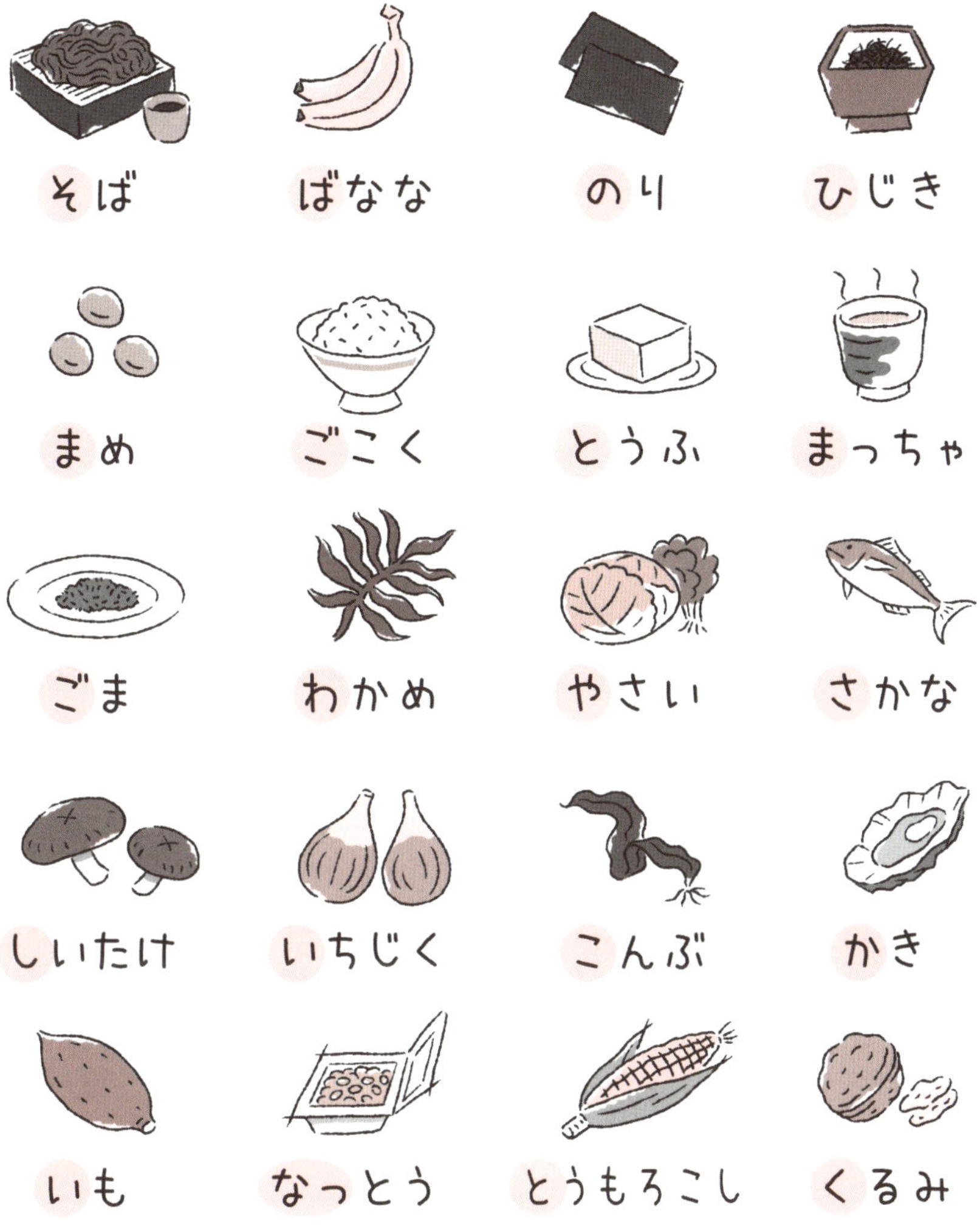
そば
ばなな
のり
ひじき
まめ
ごこく
とうふ
まっちゃ
ごま
わかめ
やさい
さかな
しいたけ
いちじく
こんぶ
かき
いも
なっとう
とうもろこし
くるみ

睡眠障害がめまいや耳鳴りを悪化させる

睡眠は重要。自分の寝ている環境をチェック

ストレスの解消には睡眠もとても重要です。ところが、最近の厚生労働省の報告では、日本人のうち5人に1人が睡眠障害をもっているとされています。

「睡眠障害」というのは、「布団に入ってもなかなか寝つけない」「寝てもすぐに目が覚める」「起きても寝足りない」といった状態をいいます。

じつは睡眠障害を起こしている人には共通した生活習慣があります。

たとえば、寝る場所で、寝る以外のことをしていることです。布団に入ってから、スマホやパソコンで動画を見たり、本を読んだり、テレビを見たりしている人が多いのです。

赤ちゃんや幼児は、布団に寝かせるだけで寝つきます。それは〝布団に入ったら寝る〟という条件反射が身についているからです。

ところが、布団のなかでいろいろなことをしていると、その条件反射が消えてなくなってしまうのです。なかでも、スマホやパソコンの画面からでるブルーライトが目を覚まさせてしまうことがわかってきました。

〝布団は寝る場所〟と決めて、布団に入ったら真っ暗にして、寝るモードに切り替えましょう。

毎日同じ時間に起きるというのも重要です。起きる時間がバラバラだと睡眠リズムが狂ってくるからです。寝る時刻は多少ずれても、起床時間は毎日同じにしましょう。

休日に寝だめをする人も多いと思いますが、寝だめも睡眠リズムを狂わせます。休日もいつもの起床時間の1～2時間以内に起きるようにします。

最近は、昼寝を導入している企業や受験校もあります。少し昼寝をすることで、それ以降の仕事の効率が上がることがわかってきたからです。

ただし、昼寝のしかたにポイントがあります。午後3時以降の昼寝や、30分以上の昼寝は、夜の睡眠リズムに影響を与えてしまいます。昼寝をするなら、午後3時まで、30分以内にすることが大切です。

一方、寝具も睡眠の質を左右するので、自分の枕や布団をチェックしてみてください。

第3章でも触れましたが、寝返りしづらい寝具はよくありません。寝返りをせずに仰向けのまま寝続けると、いびきをかいたり、無呼吸症（睡眠時無呼吸症候群）になったりすることもあり、脳に十分な酸素が行かなくなってしまうからです。

やわらかすぎる低反発枕やベッドは、体が沈みすぎて寝返りがしづらくなります。硬めの枕やベッドに替えるなど工夫してみるといいでしょう。横向きになることが多くなる抱き枕もおすすめです。

睡眠障害が軽減すれば、めまいや耳鳴りの症状が軽くなったり、改善したりする可能性があります。ぜひ自分の睡眠について見直してみてください。

寝つきをよくする「刺激制御法」・ヨガ・食材

よく眠れるように意識をコントロール

ストレスがたまりすぎると寝つけなくなります。睡眠薬を飲んだりせずに、自然に寝つくにはどうしたらいいのでしょう？

その対策として、米国睡眠学会から発表され、日本でも活用されている「刺激制御法」があります。

①眠くなったときだけ寝床に入る
②睡眠と性生活のみに寝床を使用する
（スマホ、読書、テレビ、パソコンなどは厳禁）
③20分以上眠れなければ、寝床から出る
④眠気を感じたら再び寝床に戻る
⑤毎朝決まった時間に起床し昼寝はしない

この5カ条の刺激制御法は、「寝室＝眠る場所」というイメージを自分のなかに植えつけて、よく眠れるように意識をコントロールする方法です。

なかなか寝つけないときは、素直に諦《あきら》めて寝床から出るのがポイントです。寝室を出て、リビングのソファーなどに座ってリラックスします。ホットミルクやカモミールティーなどを飲んだり、気分がゆるむアロマやお香などを焚いたり、小川のせせらぎや浜辺の波打ちの音など自然の音を聞いたりしてみるといいでしょう。

刺激制御法

ストレスなどによって「寝室」「就寝時間」が「眠れない」と条件づけられてしまうことがあります。この眠りを妨げる条件反射を取り去る方法です。

①眠くなったときだけ寝床に入る

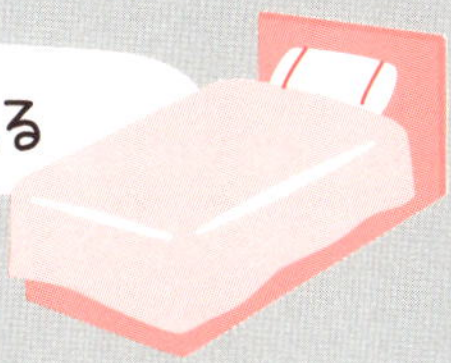

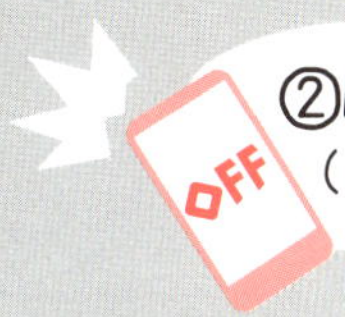

②睡眠と性生活のみに寝床を使用する
（スマホ、読書、テレビ、パソコン、食事などは厳禁）

③20分以上眠れなければ、
寝床から出て他のことをする

④眠気を感じたら再び寝床に戻る。
眠れなければこれをくり返す

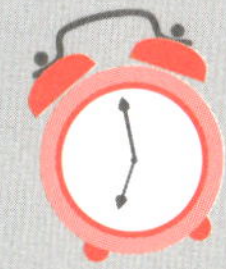

⑤毎朝決まった時間に起床する
昼寝はしない

米国睡眠学会HP

寝る前におこなうと効果的なヨガのポーズ

1つめは「座位の前屈」と呼ばれるポーズです。

やり方は簡単です。背中を開くような感じで肩甲骨を意識しながら前かがみになります。ゆっくりと息を吐きながらおこなうと腹部の筋肉がゆるみ、内臓の緊張もほぐれます。

2つめは、「屍《しかばね》のポーズ」です。

これもやり方は簡単です。あおむけに寝て、両手両足を少し開いて目を閉じます。全身の力を抜いて、床に体を預けるように意識します。ゆっくり呼吸しながら休みます。

この屍のポーズは、ヨガのレッスンでも最後におこなわれるもので、副交感神経を優位に導くので、とてもリラックスできます。

座位の前屈のポーズ

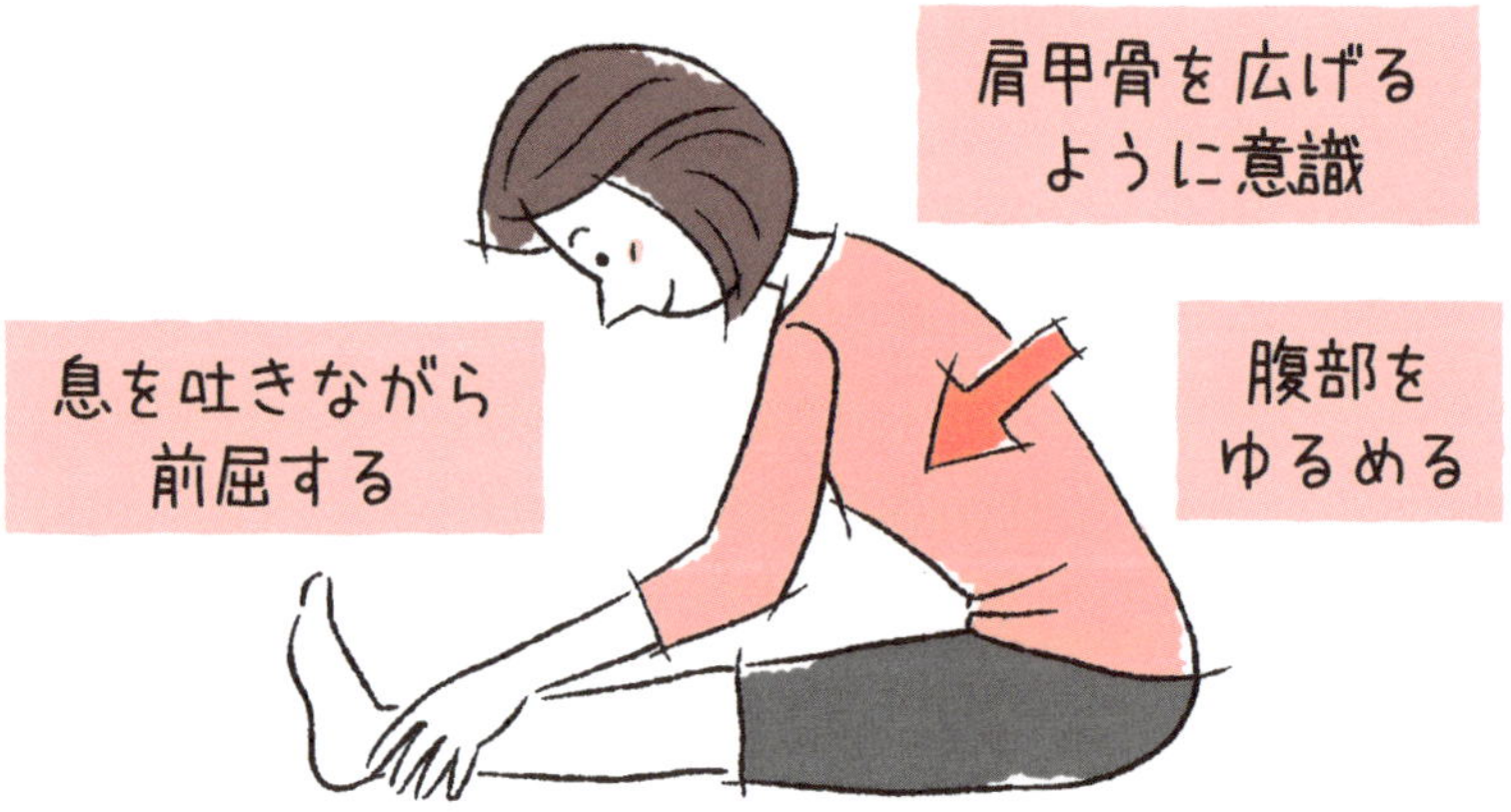
肩甲骨を広げるように意識
息を吐きながら前屈する
腹部をゆるめる

この「屍のポーズ」に瞑想を組み合わせた「寝たまんまヨガ」もおすすめです。正式な名称は「ヨガ・ニドラー」で、脳の緊張をゆるめる効果があります。音声ガイドにしたがっておこなうのですが、アプリやCDブックがあるので利用してみるのもいいでしょう。

眠りを深くする効果のある食材もあります。それは魚介類です。エビ、イカ、ホタテ、マグロに含まれている「グリシン」が効果を発揮します。グリシンの研究者が帰宅後、たまたまこれを飲んで、この睡眠効果が発見されました。お寿司やお刺身といった和食のほか、最近ではサプリメントもあります。

前に述べたように、魚介類からはマグネシウムも同時にとれるため、ストレスがたまっているなと感じたときは、意識的に食事に取り入れてみてください。

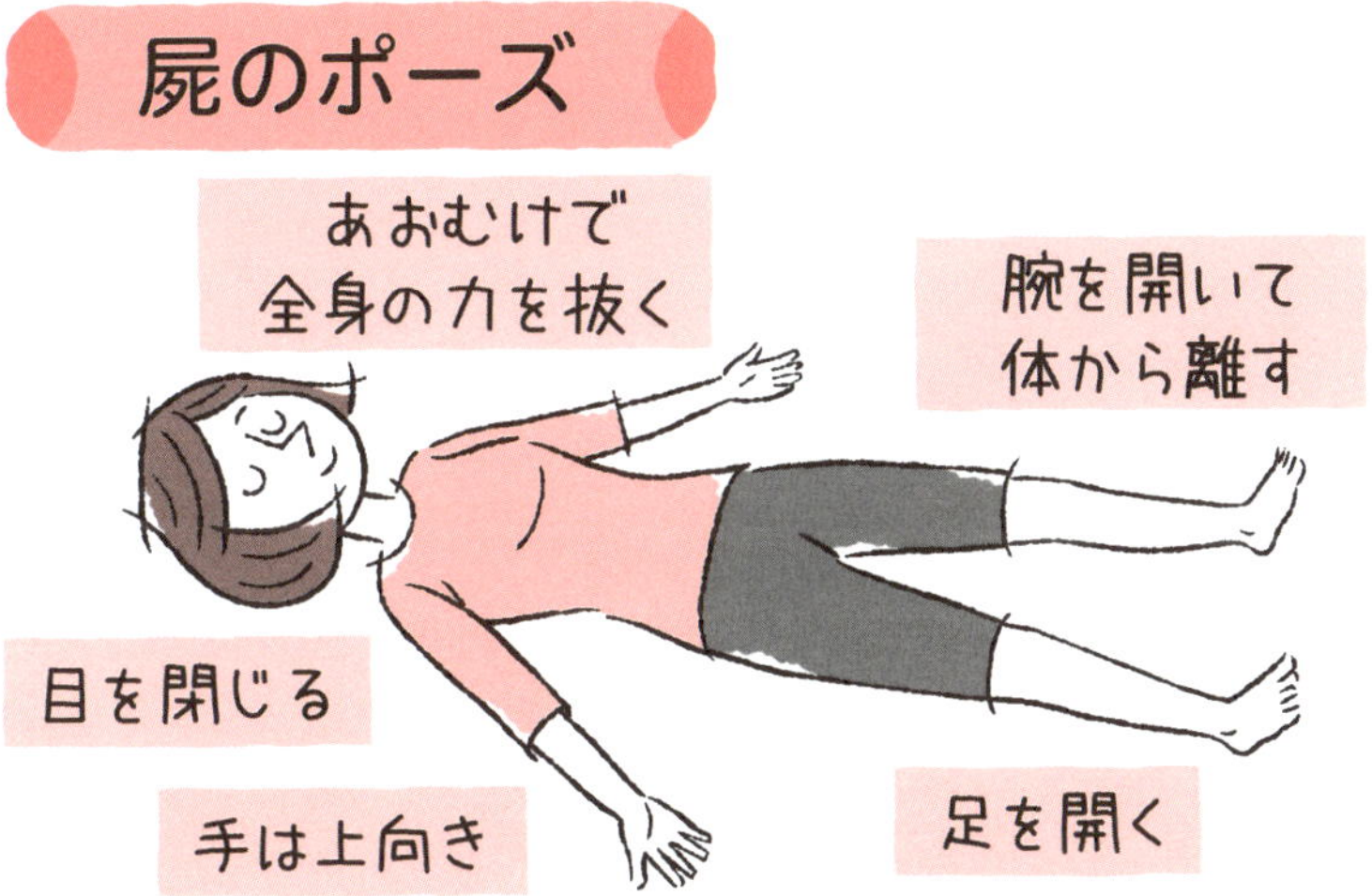
屍のポーズ
あおむけで
全身の力を抜く
腕を開いて
体から離す
目を閉じる
手は上向き
足を開く

時間と温度が大切。リラックス効果が上がる入浴法

温泉へ行くなら日帰りでなく宿泊で

ストレス解消におすすめなのは温泉に行くことです。温泉に行くと日常の生活パターンをリセットでき、美しい景色のなかで心も体もリフレッシュできるからです。

ただし、日帰り温泉ではなく、宿泊をともなったスケジュールを考えましょう。あわただしく温泉に行って疲れたのでは逆効果です。ゆったりとリラックスできるスケジュールで出かけることが大切です。

ストレス解消のためには連泊が理想的です。たとえば、金曜日の夜に到着し、土曜日をゆったりと過ごし、日曜日の午後に余裕をもって帰るのです。

私も、学会の発表のあとなどで疲れがたまって、耳鳴りがするようになったときなどは、温泉に行きます。リラックスすると耳鳴りは完全に消えています。

とはいえ、そうひんぱんに温泉に行けるわけではありません。自宅のお風呂もストレス解消に役立てることができます。

ストレスがたまったときは、シャワーで済ますのではなく、湯船につかるのがポイントです。

そのときに、アロマの入浴剤を入れたり、バスルームに好きなアロマを香らせたりするとリラックス効果が高まります。好きな音楽

を流すのもリラックス効果があります。

　また、１４４ページでも紹介しましたが、新陳代謝を上げて血行をよくするマグネシウム入りの入浴剤を利用してみるのもいいでしょう。


　ストレス解消のために湯船に入る場合は、お湯の温度と、入る時間も大切になります。

　湯船に入りながら自律神経を測定した結果、夏場は40度、冬場は41度が適温で、半身浴で10分がベストということがわかりました。

　この方法で入浴すると、じっとりと額から汗が出るくらいになり、皮膚だけでなく、体の深部から温められるのです。

　そしてお風呂を出たあと30分ほどゆったりとくつろぐと、ストレスで抑えられていた副交感神経が復活してきます。体の緊張もほぐれるので、睡眠も深くなります。

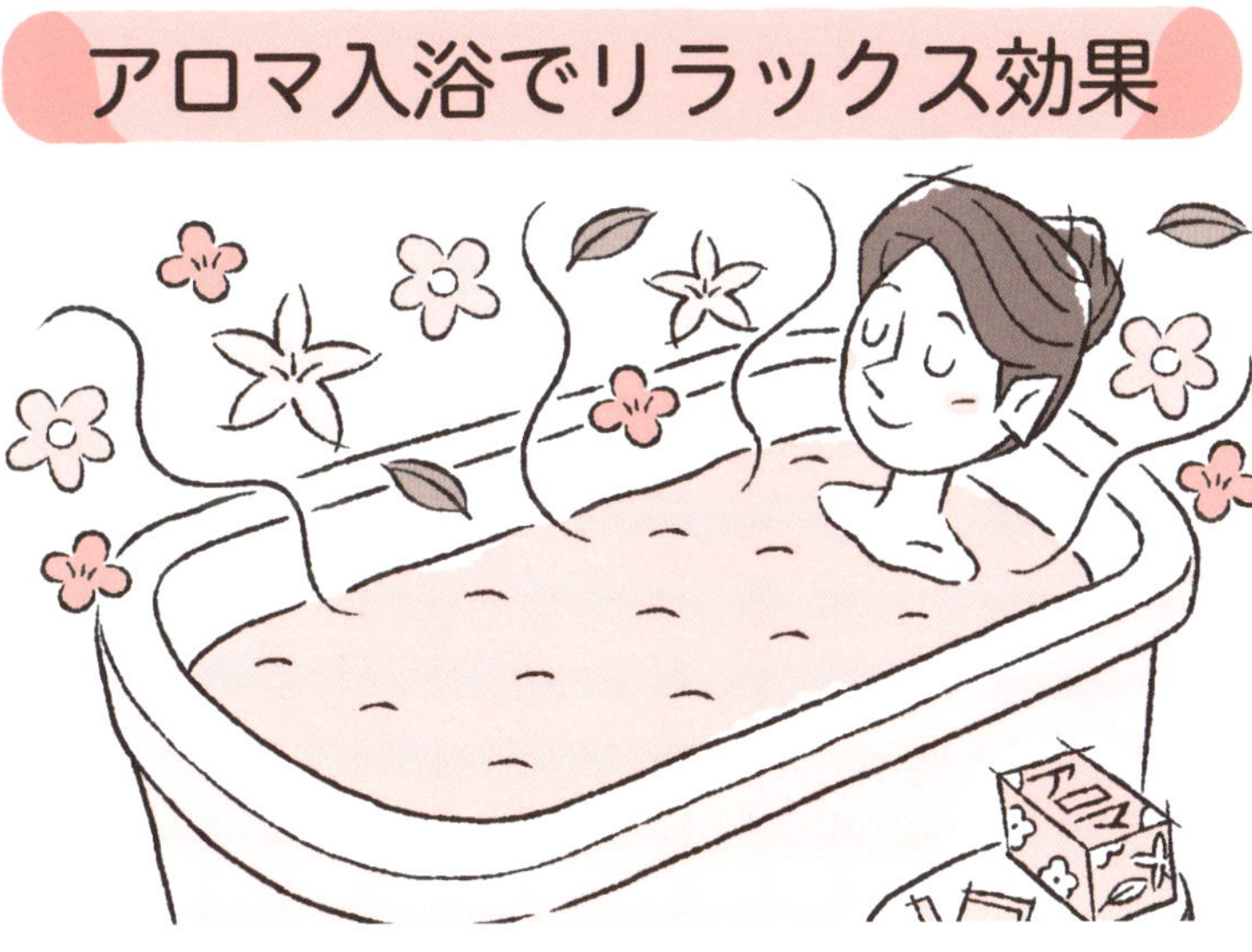

体をリラックスさせる「漸進的筋弛緩法」

筋肉を緊張させたり、
呼吸に合わせゆるめたりをくり返す

もっと積極的に心身をリラックスした状態に導くために、リラクゼーション法がもちいられます。

さまざまなリラクゼーション法がありますが、そのなかから代表的なものを紹介したいと思います。

「漸進的弛緩法」と呼ばれるもので、筋肉を緊張させることと、ゆるめることをくり返すことで体をリラックスさせていきます。

やり方は簡単です。体のおもな筋肉に対して、10秒間力を入れて緊張させ、15～20秒間、力を抜きます。これを、両手、上腕、背中、肩、首、顔、腹部、足、全身でおこないます。自分のやりたい部分だけおこなえばＯＫです。

とても重要なポイントは、力を入れたり抜いたりしたときに、必ず呼吸に合わせることです。

力を入れるときは息を吸い、力を抜くときは息を吐くことです。その部分をしっかり感じることが大切です。

力を抜いたときに、じんわり温かくなる感じがしてきます。

漸進的筋弛緩法

一度筋肉を緊張させてから、ゆるめます。

①体を締めつけているものをすべてゆるめるかとりはずし、楽な姿勢（あおむけなど）をとる

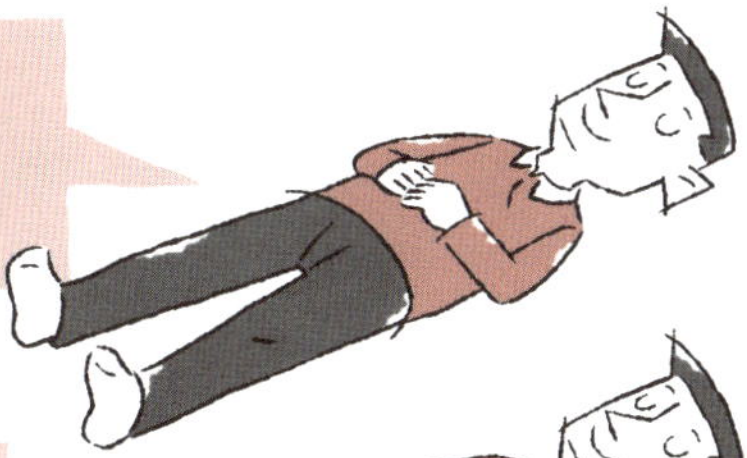

②手足を伸ばして手を両脇におく

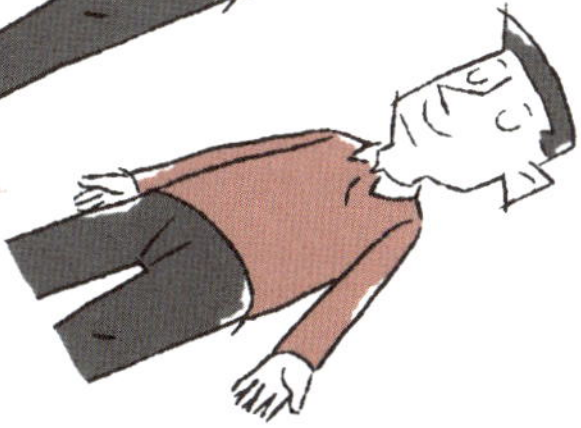

③目を閉じて息を吸いながら両手で握りこぶしをつくりギュッと力を入れる（70%くらいの力のイメージで）

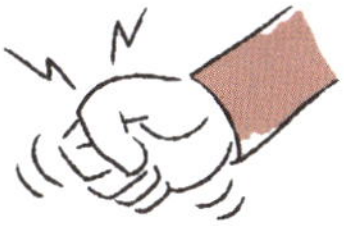

④5秒くらい力を入れたあと息を吐きながら一気に抜く（ゆるんでいく状態を眺める気持ちで30秒）

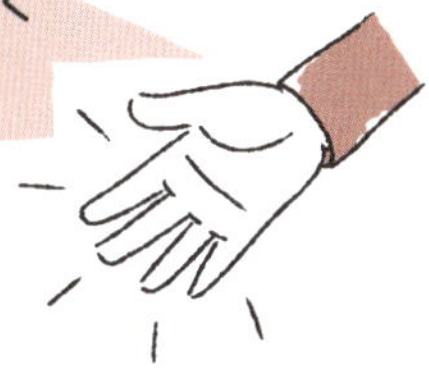

②～④を2回くり返す

両手が終わったら、肩、顔、足といった部分でも緊張と弛緩の練習をする

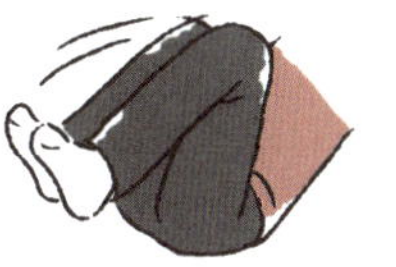

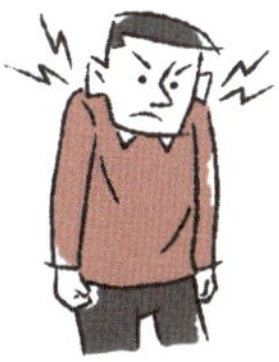

医学的に実証できたヨガの効果

ストレスをリセットするのに効果的なヨガ

今、ヨガが世界的なブームになっています。米国では「メディカルヨガ」として、補助的医療の一環として取り入れられています。日本では医療のなかに一般のヨガインストラクターが踏み込むことは難しいため、残念ながら、まだ認知されていません。

しかしながら、個人的にヨガをしてストレス解消に役立てることができます。

ヨガは自宅で本やDVDを見ながら自分でやることもできますが、私はジムやヨガスタジオに行くことをおすすめします。公民館やお寺などでもヨガをやっているので、そういったところに参加してみるのもいいでしょう。

なぜかというと、みんなでやると「盆踊り効果」があるからです。

盆踊りは、自宅で1人きりで踊っても楽しくありません。踊り方も間違っているかもしれません。ところが、みんなで盆踊りを踊ると楽しいうえに、踊り方もわかります。

ヨガもこれと同じなのです。みんなでやれば楽しいし、正しいポーズがわかるのでケガもしにくくなります。インストラクターにしたがってポーズをとるので、インストラクターの声に意識を集中できます。

ヨガは呼吸を意識するため呼吸筋が刺激さ

れ、心地よい汗も出る有酸素運動です。

気をつけなければならないのは、運動量の激しすぎるヨガです。ヨガに慣れてからなら問題ないのですが、経験がない場合は初心者向けのレベルから始めましょう。

無理な運動はかえってストレスをためることになるので、遠慮なしにインストラクターに初心者であることを告げてください。それが自分の心と体のためになります。

ヨガの呼吸法で脳と自律神経の疲れを解消

ヨガは一連のポーズを組み合わせて時間をかけておこなうことでリラックス効果が得られるのですが、すぐにできるヨガの呼吸法があるのでご紹介しましょう。

「蜂の羽音の呼吸法（ブラーマリー法）」と呼ばれるもので、私は治療の一環としても取り入れています。

① イスに座り、上体をやや前に倒してテーブルに両ひじをつきます。そして両手の人さし指を両耳に軽く入れます。

② 外部の音が聞こえないようにして、腹式呼吸で鼻から息を吸います。そして、鼻の奥で「ムゥ〜〜〜」と鼻の奥で声をだしながら鼻から息を吐きます。そのとき頭のなかでハチの羽音のような音が響くのを感じてください。

③ 息が苦しくなる直前に鼻から息を吸い、また「ムゥ〜〜〜」といいながら息を吐きます。これを5分間続けます。

これだけで脳と自律神経の緊張がとれてい

きます。これを毎日続けることで、深い瞑想効果も得られるようになるのです。

耳鳴りと耳が詰まった感じ（耳閉感）のある患者さんたちに、実際にこの呼吸法をおこなってみてもらったところ、およそ6割弱の患者さんの耳閉感が軽減されたという結果も出ています。

深いリラックス効果を得られるヨガの瞑想

簡単なヨガのポーズを紹介しましたが、「ヨガは難しそう」と感じる人もいると思います。そういう人には瞑想をおすすめします。

瞑想は、意識を呼吸に集中させることで自分自身の内面に集中し、頭のなかにあるストレスやマイナスの感情から離れることを目的としたものです。自分と向き合うことでストレスから解放されるのです。

瞑想をすると、脳にはシータ波と呼ばれる脳波が現れるようになります。

シータ波というのは、うたた寝やまどろみのときに出る脳波で、意識がはっきりしているときに現れるアルファ波やベータ波と、無意識のときに現れるデルタ波の中間で発生します。

このシータ波が現れたとき、脳内の自律神経ネットワークの興奮が抑えられて、深いリラックス効果を得ることができます。

ヨガにもいろいろな瞑想法がありますが、誰でも簡単に挑戦できる「ソーハム瞑想法」（マントラ瞑想法）を紹介します。

①猫背にならないように背筋をのばして楽なあぐらで座ります。
②手は、手のひらを上に向けて、ひざか太ももの上におきます。
③心のなかで「ソー」といいながらゆっくりと息を吸い、心のなかで「ハム」といいながらゆっくりと息を吐きます。これを20分ほどおこないます。

呼吸は腹式呼吸でおこないます。できるだけ長く息を吐き、お腹がふくらむのを感じながらゆっくり吸うのがポイントです。

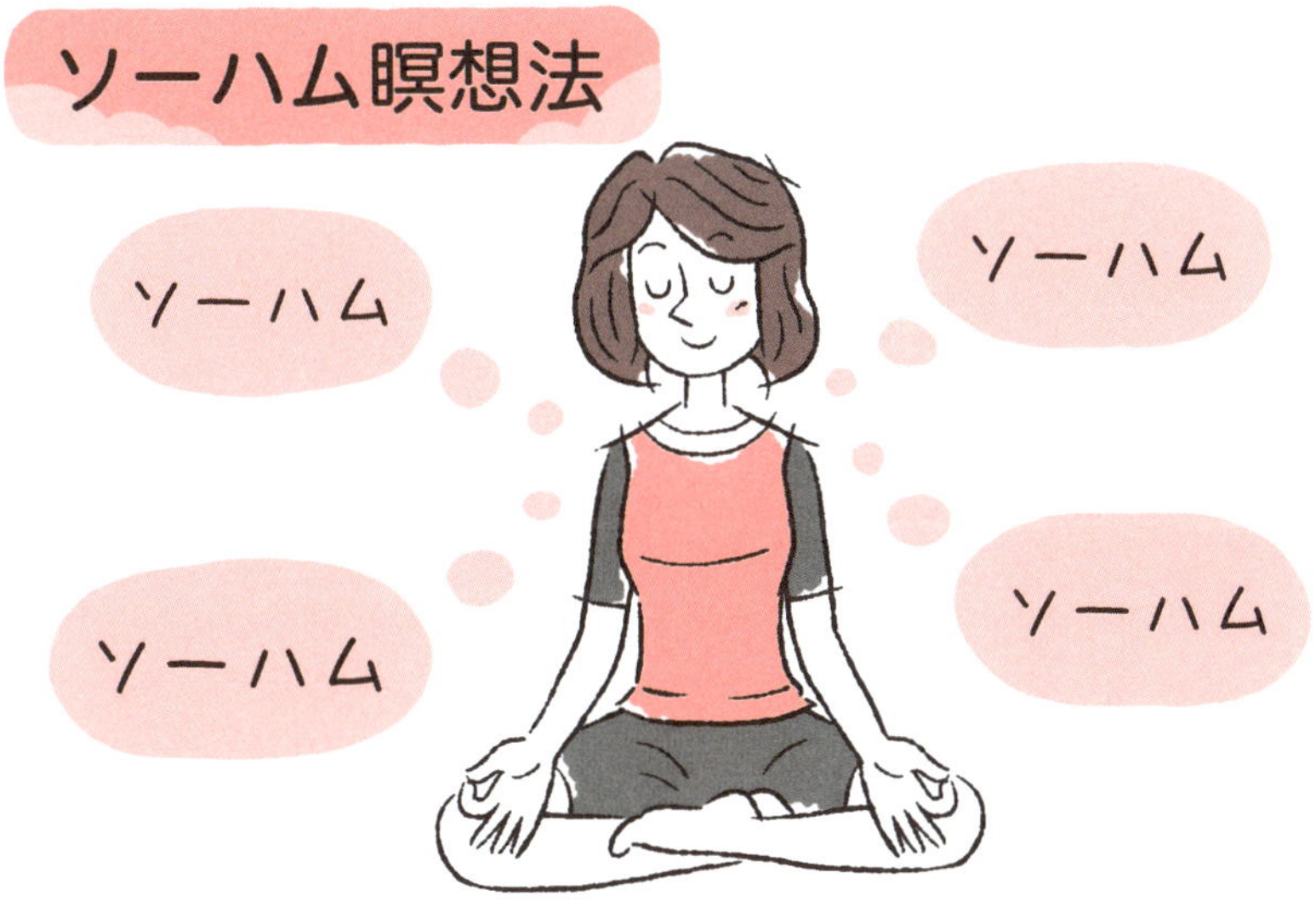

アメリカで大ブームとなったマインドフルネス

ヨガとは違う効果のある マインドフルネス瞑想

もうひとつ瞑想法を紹介したいと思います。それは「マインドフルネス瞑想法」と呼ばれるものです。

ここ数年、書店に行くと「マインドフルネス」に関連した本がたくさん並んでいるのに気づきませんか？

「マインドフルネス」は、簡単にいうと、瞑想法の一種です。英文の医学研究の正式名称は「マインドフルネス瞑想」です。

瞑想することで心の安定と強さを得る方法です。

マインドフルネスは、じつは最近登場したものではありません。

今から30年以上前、米国の研究施設で、うつ病や不安障害の患者さんにこのマインドフルネス瞑想を数カ月にわたっておこなったところ、抑うつ症状や不安症状が改善したという研究報告が出ました。

そこからこの瞑想法が広がり始めました。さらにマインドフルネスが脳の働きに与える興味深い医学的な裏づけも多く発表され、一気に広がりをみせたのです。

瞑想というと宗教的に感じる人もいるかもしれませんが、上座仏教（小乗仏教）の瞑想法をもとに、宗教色を排除してシステマティックにアレンジされています。

心のなかの雑念に気づき その気づきに集中

マインドフルネスとは、簡単にいえば「気づき」のことです。

私たちは目を閉じると、すぐに雑念が始まります。

「雑念の海の中」に漂って、「あんなことをしなければよかった」という過去の後悔や、「うまくいかなかったらどうしよう」といった未来の不安に縛られていきます。

これがストレスのもとなのです。

マインドフルネス瞑想は、心に起きたこの雑念に気づき、感覚を鋭くして、意識を呼吸に集中していきます。

もっとも一般的で簡単なマインドフルネス瞑想は、イスに座りながらでもできます。

① 腰とひざが直角になるようにイスに座ります。
② イスの背もたれから離れ、胸を張ってあごを少し引き、背筋を伸ばします。
③ 呼吸したときのお腹や胸の動きや、鼻の出入り口の空気の動きに集中します。
④ 雑念が出てきたらすぐにそれに早く気づき、また意識を呼吸に集中します。
⑤ これを毎日おこないます。最初は1分程度でもかまいません。

雑念が出てくるのは当然です。脳はいつも「雑念の海の中」で遊ぶのが大好きだからです。

これを脳の「デフォルト・モード・ネットワーク」といいます。

誰でもが眼を閉じると起こる現象なのです。ところが感情の大嵐が起こると海は大きく波打って揺れ、不安と落ち込んだ気持ちから逃れられなくなってしまうのです。これがストレス過多の状態です。

マインドフルネス瞑想は、心に起きたこの雑念に気づき、その気づきから呼吸に集中する技です。

こうして、マインドフルネスは、この荒れ狂う雑念の大波を、ゆったりとした呼吸の流れに乗せて鎮《しず》めていくのです。

脳を集中させることで興奮状態を抑える

残念ながらマインドフルネス瞑想には即効性はありません。かなり長く続けることによって効果が出てきます。

最近の研究によって、長期間マインドフルネス瞑想をおこなうと、脳の司令塔ともいえる前頭前野（背外側前頭前野）の活動が活発になることがわかってきました。

そのおかげで脳の異常に興奮した部分を察知して、暴走を抑えると考えられています。

私は、マインドフルネスを3カ月から半年にわたっておこなっている人の瞑想状態を計測したことがあるのですが、思っていたとおり、脳はかなりの集中状態を示しました。

つまり、リラックスした脳になるのではなく、集中を維持しているのです。自律神経の測定でも、このくらいの短い練習だと、緊張した状態が続いていました。

これはヨガ的瞑想と大きく異なる点です。

ヨガ的瞑想は、ゆったりとした腹式呼吸で、マントラ（お経の一種）を頭のなかで唱えたあと、目を閉じて残像を見たり、ろうそくの炎を見つめたり、森のなかでそよ風の音に耳を傾けたりします。

集中から短期間で脳がリラックスした状態に入り込み、同時に自律神経機能もリラックスした状態になります。

みなさんが目にするヨガのポーズは、「アーサナ」と呼びます。「座法」と訳します。瞑想のとき、長く座ったままでも楽に安定した体を鍛えるのが、アーサナの目的です。「シルクドソレイユ」のような体のやわらかさを目指すのではありません。そして、このアーサナのあと、瞑想は深くなるのです。

マインドフルネス瞑想は、脳を集中させることで異常な興奮状態を少しずつ抑えていきます。

だから、かなり熟練して慣れた人だとマインドフルネス瞑想でも、しだいに脳や自律神経がリラックスしてきます。

マインドフルネス瞑想もヨガ瞑想も脳に効果を与えることができます。

どちらも手軽に試してみることができるので、まずは自分に合うものを取り入れてみてはどうでしょうか。

ただし、どちらの瞑想法も個人でやるよりも講習会やヨガスタジオなどで、やり方を教えてもらって実践するほうが、確実に身につきます。

マインドフルネス瞑想の効果

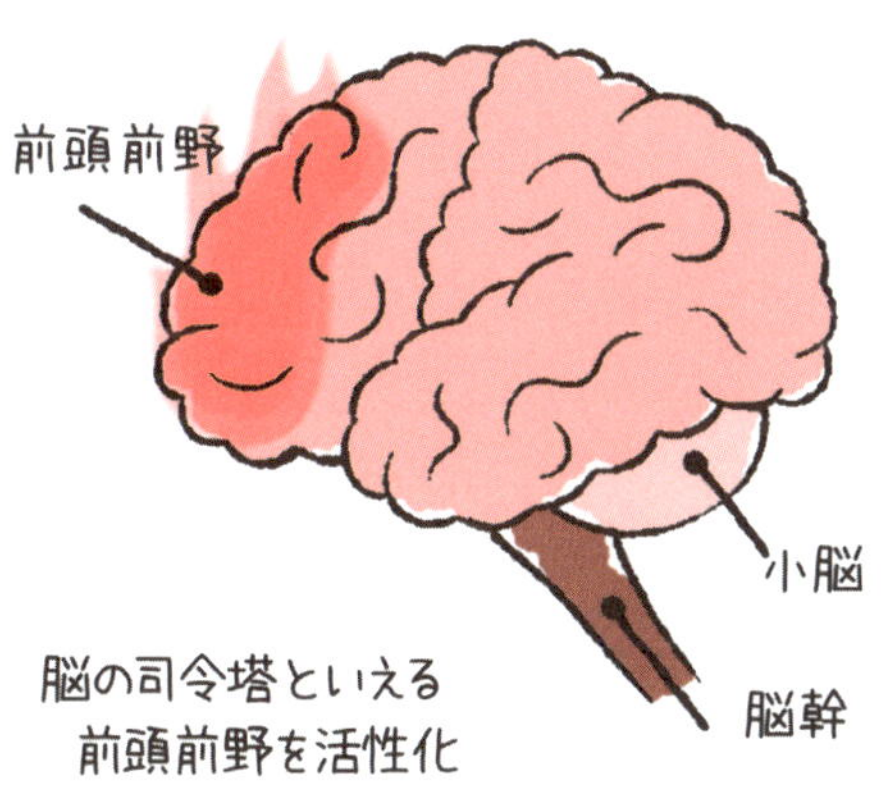

#「笑い」が健康にいいことも実証されています

脳への刺激で認知症予防にも効果

昔から「笑いは百薬の長」といわれますが、笑うことが健康にいいことはよく知られています。笑うと緊張がやわらいで血行がよくなり、筋肉をリラックスさせるのです。免疫力を高める効果もあることがわかっています。

また、笑顔になると顔の表情筋が動き、その刺激が脳を活性化して、脳の異常な興奮をおさえて楽しい気分にさせるという効果もあります。

じつは、笑いは脳の過剰な緊張をとる効果もあります。さらに、脳への刺激で認知症予防にも効果があるという研究結果も報告されています。

テレビを見たり、お笑いライブに行ったり、笑いを楽しむ方法はいろいろありますが、私がおすすめしたいのは「落語」です。

とくに寄席でライブを聞くと最高にリラックスできます。落語家さんから投げかけられた笑いを返す、そんなコミュニケーションをリアルに楽しめるのがいいんです。

ちなみに、私のひいきはＮＨＫテレビ『ためしてガッテン！』の司会でもおなじみの立川志の輔師匠です。本当に面白くて笑えます。

落語をライブで聞いたことがないという人も多いかもしれません。東京なら浅草や上野、池袋、新宿、有楽町にある演芸場などいくつものホールがあり、劇場で独演会などが開かれることもあります。入場料も安いですし、平日の昼間などはそれほど混んでいません。落語は意外に気軽に楽しむことができるんです。

私は、学会などで忙しいときほど、落語のライブに行って笑い、リラックスするようにしています。気持ちのままに声を笑うとリフレッシュできて、やる気もわいてきます。

「劇場のライブは敷居が高い」という人は、テレビやＤＶＤなどで楽しむのがおすすめです。ひいきの落語家さんをつくると、楽しさがぐんとアップしますよ。

人間は楽しいから笑うのではなく、笑うから楽しくなるのです。何気ない普段の会話でも、口角を上げてあえて笑い声を出すように心がけるだけでもストレスを解消する効果がありますます。これは臨床心理学の研究で実証されています。

手軽にできるのに楽しい気分になり、健康もアップするのですから、こんなにいいことはありません。積極的に笑っていきましょう。

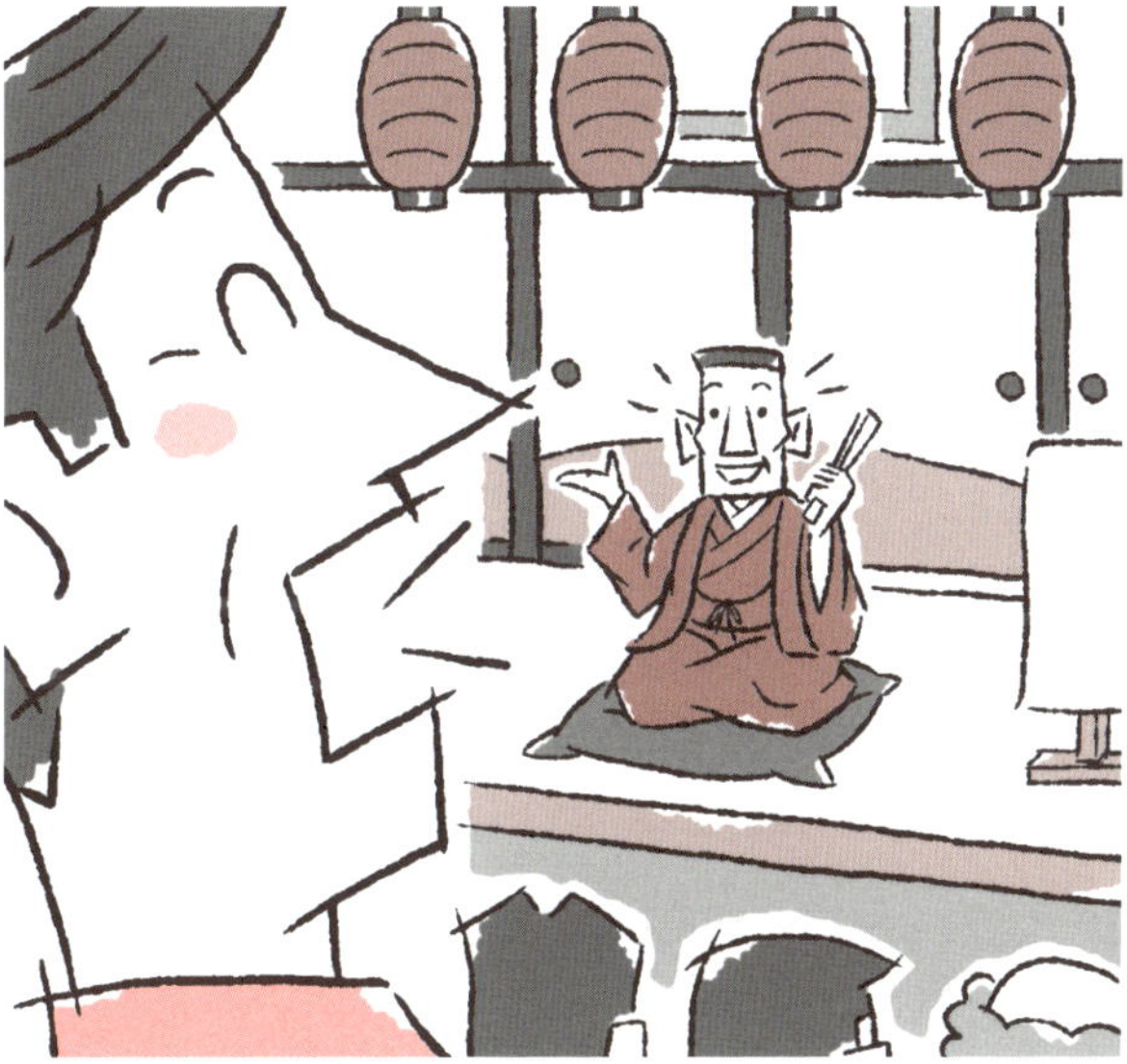

ストレスコーピングでストレスをマネジメント

そもそもストレスコーピングって何?

ストレスマネジメントの方法のひとつとして「ストレスコーピング」も注目されています。

「コーピング」は「問題に対処する」といった意味で、ストレスにうまく対処しようとすること、ストレスを自分でケアすることを「ストレスコーピング」といいます。ストレスによる気持ちの落ち込みを断ち切って、気分を軽くするというのがコーピングです。

具体的には、自分がストレスを感じたときにおこなうとストレスを軽減できることや行為をリスト化して、ストレスを感じたときにそれを実行します。

リストは100個を目標にします。

臨床心理学では、リストが多ければ多いほどコーピングに役立つ可能性が高いといわれています。NASAの宇宙飛行士も20以上のコーピングリストを作るように提案されているようです。

「100も思い浮かばない」と思うかもしれませんが、本当にちょっとしたことでいいのです。すぐに実行できる内容のほうが効果的だからです。

また、ひとつの物や事柄からこまかな内容に広げていくのもポイントです。たとえば「アイスクリームを食べる」が1つめのリストだとしたら、さらに具体的に「表参道のお気に入りの店に行く」「バニラアイスにチョコチップをトッピングする」というように細分化していくと、リストはどんどん増えていきます。

「行動的ストレスコーピング」と「イメージ的ストレスコーピング」

ストレスコーピングは大きく2つに分けられます。実際に行動に移すことができる「行動的ストレスコーピング」と、空想や妄想的な内容を思い浮かべる「イメージ的ストレスコーピング」です。

「行動的ストレスコーピング」と「イメージ的ストレスコーピング」のオリジナルの活用ヒント集を示したので参考にしてください。

「行動的ストレスコーピング」のリスト作りには、この活用ヒント集を利用にすると意外にも簡単に数多く見つけられます。「行動的ストレスコーピング」は、味覚、聴覚、視覚、嗅覚、触覚の五感がヒントになります。

たとえば、味覚なら「甘いジュースを飲む」「冷たいタオルを額に当てる」、「聴覚」なら「好きなアーティストの曲『○○』を聴く」「雨の音を聞く」、触覚なら「猫をなでる」「やわらかいパンに触る」といったリストができるでしょう。

声を出すことも重要なコーピングになります。人によっては「思いっきり大声で好きな歌を歌う」「カラオケに行ってみんなで歌って騒ぐ」「お経を読む」「俳句や短歌を読む」といったこともコーピングになります。

コーピングは人それぞれなので、映画を観ておおいに笑うことがコーピングになる人もいれば、悲しい映画を観て泣くことがコーピ

ストレスコーピングを見つけるための活用ヒント集

行動的ストレスコーピング（楽しいことをする）	
味覚（食べる）	甘いもの　辛い　苦い　酸っぱい　塩っぱい　うま味 爽やかな味　食感の良いもの　冷たいもの　熱いもの
聴覚（聴く）	そよ風の音　小雨の音　波の音　川のせせらぎ 小枝の葉音　ボサノバ　ラテン　ロック　クラシック 落語　J-POP　ミュージカル　鈴虫の鳴き声
嗅覚（嗅ぐ）	ローズマリー　ラベンダー　ヒノキの幹　レモン ハーブ　コーヒーの香り　好みの香水 大好きな食品　体臭
視覚 （観にいく、観る）	観劇　映画　展覧会　自然美　可愛い動物 赤ちゃんの顔　プラネタリウム　風光明媚な旅 レンタルビデオ
深部感覚 （動く・接する）	運動　笑顔にする　鍼灸・整体 マッサージ　芸術作品作り　ダンス　ヒップホップ ショッピング　セックス
言語（話す） （頭の中でも含む）	歌う　お経　朗読　俳句作り　親友と談笑 写経　瞑想

＊旅行は上記の要素が多く含まれる　＊大笑い、号泣もいくつもの要素が含まれる

イメージ的ストレスコーピング（心地よいものを思い浮かべる）	
視覚的空想	大空を自由に飛ぶ
自然界の美	春　夏　秋　冬　草原　丘　山　山岳 浜辺　海　深海　月　惑星　天の川 流れ星　無重力
芸術の美	絵画　彫刻　書道　陶芸
動物の癒し	愛らしいしぐさ
人の癒し	笑顔の写真
妄想	宝くじに当たったら　リゾート地に行ったら アイドルに会えたら　男性、女性にもてたら
合い言葉	まいっか！　気にしない！　仕方ない！ この世の中悪いことは続かない！　必ず晴れる！

石井正則オリジナル活用ヒント集

ングになる人もいます。泣くのは意外に癒し効果があるので、ベッドのなかで枕に埋もれて大声で泣き叫んだり、号泣したりするのもコーピングとして有効です。

「イメージ的ストレスコーピング」も活用ヒント集を参考にするとよいでしょう。これは、心のなかに働きかけるコーピングです。「行動的ストレスコーピング」とは異なり、想像や妄想でかまいません。

「初恋の人のことを思い出す」「大好きなお菓子を食べたときのことを思い出す」といったことから、「宝くじの当選金10億円の使い道を考える」「大好きなアイドルに会った瞬間を想像する」といったことまで、どんな内容でもOKです。たとえ実現不可能な内容でも、空想にひたっている間にストレスは軽減していきます。

とても重要なことは普段のストレスを感じないときにこそ、これらを「楽しく・心地よく」感じる自分がいることです。イヤイヤやるものはリストに入れてはいけません。

ここに、自分に対する「合言葉」も入れておきましょう。たとえば、現状を受け入れる「まあ、いいか」「仕方がない」「気にしない」といった言葉です。

そして、「悪いことばかり続くわけではない」と考えることが大切です。窮地に陥ったときはそんな楽観的な気分にならないかもしれませんが、その事実をよく思うか悪く思うかは自分の考え方しだいです。現状を受け入れて「このピンチが次の幸運につながるはず」と思うこともとても重要なストレスコーピングになるのです。

ストレスをため込みやすい「タイプA」

なかには「まあ、いいか」「仕方がない」のような合言葉がまったく思い浮かばない人たちがいます。

自分で何でもしてしまい、生真面目で、何事も他人に任せられずに自分で仕切ってしまうような人です。

そういう人のことを、行動特性で「タイプA」といいます。

これは血液型ではありません。「タイプA」の人はストレスをため込みやすいのです。このタイプの人こそ合言葉をコーピングリストに入れておくことが必要です。

「タイプA」行動特性の高さを判定するチェックリストを次ページに載せておきますので、自分の傾向をぜひチェックしてみてください。

「タイプA」の傾向が高かった人は、ストレスを感じたらぜひ、つねにこの合言葉を呪文のように唱えてみてください。

自分の行動や思考パターンを変えることができ、ストレスコーピングとしてとても役立ちます。

タイプA行動特性のチェックリスト

該当するものに○印をつけてください。

	項目	そうではない	まあまあそうである	おおいにそうである
1	気性が激しい			
2	勝ち気である			
3	仕事その他で他人と競争する気持ちをもちやすい			
4	イライラしたり、怒ったりしやすい			
5	自分の意見を通そうとする			
6	つい人を批判してしまう			
7	徹底的にやらないと気がすまない			
8	仕事その他に熱中しやすい			
9	熱中すると周囲が見えなくなる			
10	話したくなると一気に話さずにいられない			
11	毎日の生活のなかで、時間に追われる感じがする			
12	歩くのや食べるのが速い			
13	休んで何もしないと、気持ちが落ち着かない			
14	一度にふたつのことをしようとする			
合計				

そうではない＝0点、まあそうである＝1点、おおいにそうである＝2点として合計点を出してください。

判定　**15点以上：タイプA行動特性が高い**

ホットヨガはめまい、耳鳴り、難聴には危険!?

ホットヨガ＝ヨガではありません

日本でも若い女性を中心にヨガが定着してきていますが、近年は、温度も湿度も高い室内でおこなう「ホットヨガ」が流行っています。高温多湿な環境でヨガをおこなうと大量の汗をかくので、代謝がアップしたり、ダイエットの効果が上がったりするということで人気を集めているのです。

ところが、この5年間に私が勤務する病院を受診した患者さんのなかに、ホットヨガをしたために、めまい、耳鳴り、難聴が発症したり、症状が悪化したりした人が50人以上もいました。これは意外な数でした。

ホットヨガは、温度30度以上、湿度50％以上の室内で1時間、体を動かすヨガをします。この環境を想像してください。これはまさに真夏の炎天下で1時間の運動をするのと同じです。暑くて湿度の高い日は、天気予報でも「外での運動を避けてください」と注意します。熱中症を引き起こす環境なのです。

こういう環境下だと、ヨガの最中に耳が詰まるような感じになったり、外の音は聞こえにくいのに自分の呼吸音や自分の声が耳に響くようになったりする人がいます。急激な脱水による耳管開放症の症状です。

ホットヨガのあとに良性発作性頭位めまい症のめまいを発症した患者さんもいます。立ちくらみにともなうめまい（起立性調節障害や起立性低血圧）に悩まされた患者さんもいます。めまいのリハビリとして医師から有酸素運動をすすめられ、ホットヨガをしたところ、かえってメニエール病の発作の回数が増えたという患者さんもいます。

耳鳴りが強くなり、うつ状態に陥ってしまった患者さんもいます。

肌荒れがひどくなった女性もいます。ぜん息発作を起こした人や、好酸球性副鼻腔炎という指定難病の方がさらに悪くなった事実もあります。

これらの症状は、レッスン受講者だけでなく、そういう環境に長時間いるインストラクターの人たちにも起こります。

医学的には、ホットヨガ＝ヨガではないのです。自律神経機能検査を測定してみたところ、普通のヨガでは、最後におこなう屍のポーズのあと、副交感神経が優位になります。ところが、ホットヨガのあとでは交感神経の異常な興奮が続くことがわかりました。そのせいで睡眠障害に陥っている患者さんもいることがわかりました。

患者さんが「ヨガをやっています」というと、医師は普通のヨガだと思ってしまいがちです。患者さんも、ホットヨガも普通のヨガと同じように考えている人が多いのですが、ヨガの発祥の地のインドではホットヨガはヨガとして認められていません。ホットヨガは、普通のヨガとは心身にかかる負担がまったく異なるのです。

ただし、運動習慣があって、日ごろから炎天下でテニスやサッカーなどのスポーツをしているような人は、ホットヨガをしても問題ありません。めまい、耳鳴り、難聴が悪化する可能性があるのは、運動習慣がなく、自律神経の働きが不安定な人です。

ホットヨガを全面否定するつもりはありませんが、めまい、耳鳴り、難聴のある人はぜひとも注意してください。

ストレスマネジメントで
めまい・耳鳴《みみな》り・難聴《なんちょう》を自分《じぶん》で治《なお》す本《ほん》

著　者　石井《いしい》正則《まさのり》

発行所　株式会社　二見書房
〒101-8405
東京都千代田区神田三崎町 2-18-11 堀内三崎町ビル
電話 03（3515）2311［営業］
03（3515）2313［編集］
振替 00170-4-2639

印刷所　株式会社　堀内印刷所
製本所　株式会社　村上製本所

イラスト　井川泰年
ブックデザイン　河石真由美（有限会社CHIP）
DTP組版　有限会社CHIP

ISBN978-4-576-19161-4
http://www.futami.co.jp